Der Couch Coach

Allgemeiner Hinweis:

Aus Gründen der besseren Lesbarkeit haben wir uns entschlossen, durchgängig die männliche (neutrale) Anredeform zu nutzen, die selbstverständlich die weibliche mit einschließt.

Das vorliegende Buch wurde sorgfältig erarbeitet. Dennoch erfolgen alle Angaben ohne Gewähr. Weder die Autoren noch der Verlag können für eventuelle Nachteile oder Schäden, die aus den im Buch vorgestellten Informationen resultieren, Haftung übernehmen.

Helmut Stapel | Nicole Schulze-Aissen

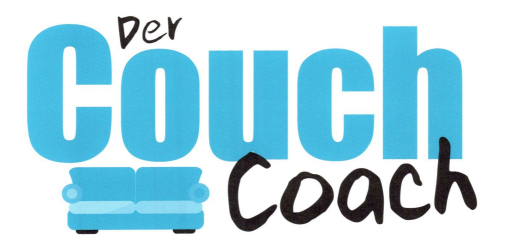

Wer sagt, dass Sport anstrengend sein muss?

MEYER & MEYER VERLAG

Der Couch Coach

Bibliografische Information der Deutschen Bibliothek
Die Deutsche Bibliothek verzeichnet diese Publikation in der Deutschen
Nationalbibliografie; detaillierte bibliografische Details sind im Internet über
<http://dnb.ddb.de> abrufbar.

Alle Rechte, insbesondere das Recht der Vervielfältigung und Verbreitung sowie das Recht der Übersetzung, vorbehalten. Kein Teil des Werkes darf in irgendeiner Form – durch Fotokopie, Mikrofilm oder ein anderes Verfahren – ohne schriftliche Genehmigung des Verlages reproduziert oder unter Verwendung elektronischer Systeme verarbeitet, gespeichert, vervielfältigt oder verbreitet werden.

© 2018 by Meyer & Meyer Verlag, Aachen
Auckland, Beirut, Dubai, Hägendorf, Hongkong, Indianapolis, Kairo, Kapstadt,
Manila, Maidenhead, Neu-Delhi, Singapur, Sydney, Teheran, Wien
 Member of the World Sport Publishers' Association (WSPA)
Gesamtherstellung: Print Consult GmbH, München

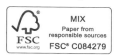

ISBN 978-3-8403-7580-4
E-Mail: verlag@m-m-sports.com
www.dersportverlag.de

Inhaltsverzeichnis

Vorwort 8

Was soll dieses Buch? 12

Der Trainingsaufbau 16
    „Couch Coach" – Was ist mein Ziel und habe ich überhaupt eins? 18
    Auswertung „Was ist mein Ziel?" 20

Die Übungen 24
    Übungen auf der Couch 25
    Übungen ohne Couch 37
    Alternatives Training mit Milchtüte und Partner 48

Der innere Schweinehund als willkommener Trainingspartner 54

Gut gedehnt ist halb trainiert 58
    Dehnübungen vor und nach dem Sport 60

Der Vier-Wochen-Check 74
    Auswertung „Vier-Wochen-Check" 77

Salami-Pizza und Sport sind keine natürlichen Feinde 80

Für jeden Geschmack das Richtige 84
    Die fette Säule – Volles Programm 85
    Die halbfette Säule – Mittendrin 96
    Die magere Säule – Leicht ist gar nicht so schwer 106
    Desserts 115
    Leckere Rezepte für Veganer 118

Wer Gewicht reduzieren will, braucht Gewichte – und das richtige Essen 126
    Mit dem richtigen Saft zur vollen Kraft 128

Tipps für die Trainingsausstattung 138

Danksagung 148

Die Autoren 152

Anhang 156
    Index 156
    Bildnachweis 158

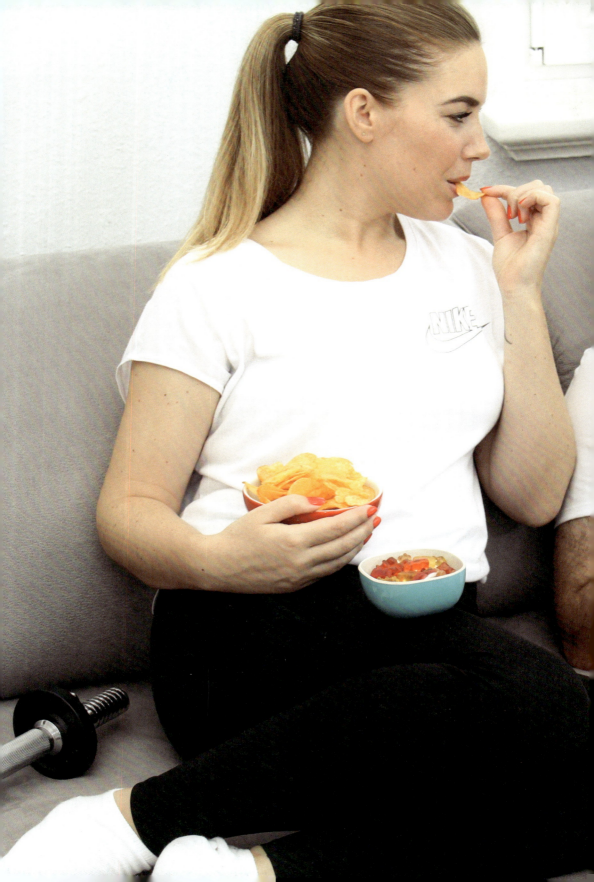

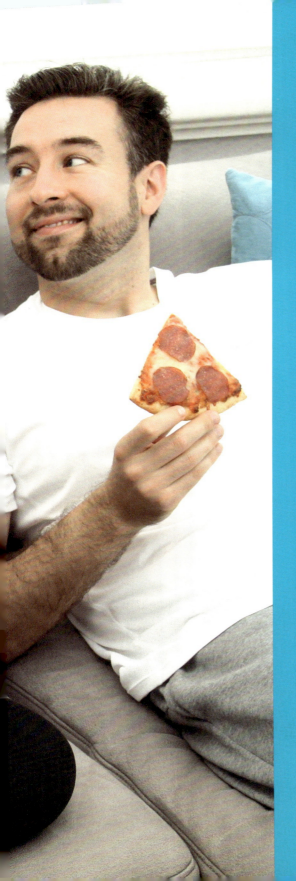

VORWORT

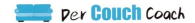 Der Couch Coach

VORWORT

Was ist eigentlich so schlimm daran, ein „Couch-Potato" zu sein?

Ganz ehrlich? Nichts! Man muss sich vielmehr fragen, warum es vermeintlich sportlichere Menschen nötig haben, die Vorlieben anderer Menschen mit Schimpfwörtern zu versehen. Man sagt ja auch nicht „Lauf-Möhre" oder „Schwimm-Gurke". Höchstens mal „Weich-Ei" – aber „Weich" ist schließlich keine Sportart, sondern ein Zustand.

Das gilt auch für den „Couch-Potato". Genau genommen ist diese innige Verbindung zur Liegefläche der Couch auch nur ein Zustand und eine Position, die eben sehr gern eingenommen wird. Oder wie einmal ein Bekannter sagte: „Im Liegen geht´s." Das bedeutet aber nicht etwa, dass die dauerhaft horizontale Lage dagegen spricht, sich zu bewegen – und genau das ist das Ziel von „Couch Coach": Du kannst tatsächlich einfach auf dem Sofa liegen bleiben und dabei Sport machen. Herrlich, oder?

Nicht in die Sportklamotten steigen, nicht raus in den Regen und die Kälte, keine nervige Fahrt zum Fitnessstudio, keinen Freizeitstress und keinen gefühlten Zeitverlust – nur ganz einfach auf der Couch liegen. Und es zwingt einen auch keiner dazu, irgendwelche Sportgetränke in sich reinzuschütten, jede Woche zwei Kilogramm abzunehmen und alles, was Spaß macht, schlagartig sein zu lassen.

Ganz im Gegenteil. Das „Couch Coach"-Fitnessprogramm besteht aus vier zentralen Säulen: dem Fernseher mit Lieblingsfilm, dem Lieblingsgetränk, dem Lieblingsessen und natürlich der Couch. Dazu kommen lediglich zwei leichte Hanteln und zwei Fußgewichte, die man nebenbei bewegt – während man locker vor dem Fernseher auf der Couch eine Pizza isst und dazu eine schöne kalte Cola trinkt. Sport kann Spaß machen!

Je nach Lust und Laune dauert ein Trainingsdurchlauf nur zwischen zehn und 20 Minuten, in denen tatsächlich der ganze Körper einmal von unten nach oben durchtrainiert wird. Dabei sind die Übungen so leicht, dass der Griff in den Pizzakarton dagegen Hochleistungs-Akrobatik ist. Und das Gute dabei: Der „Couch Coach" ist für jedes Alter geeignet. Nur Kinder sollten auf Gewichte verzichten.

Wer mag, findet in diesem Buch auch weitere Übungen, die man getrost auf dem Weg zum Kühlschrank machen kann – wo man ja sowieso schon mal steht. Auch Ernährungstipps und einige Übungen zum Dehnen und Aufwärmen finden sich im mittleren Teil

Vorwort

von „Couch Coach". Wem das zu viel ist, der bleibt einfach auf den vorderen Seiten – und auf dem Sofa liegen. Ist auch in Ordnung.

Viel Freude beim Lieblingsfilm, Spaß haben und Trainieren wünschen

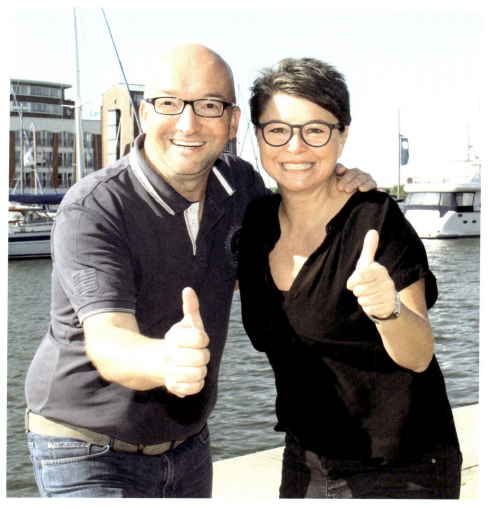

Helmut Stapel & Nicole Schulze-Aissen

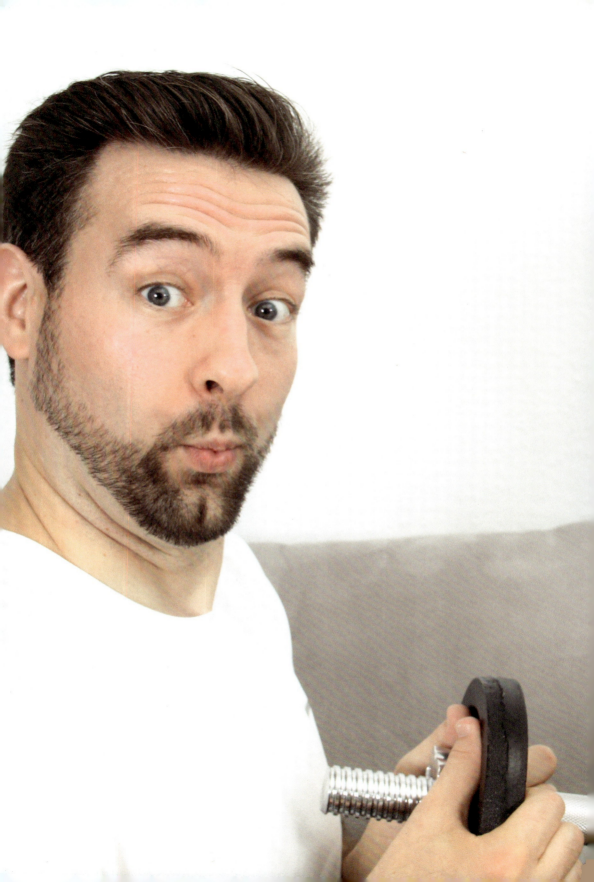

WAS SOLL DIESES BUCH?

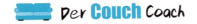

WAS SOLL DIESES BUCH?

Es gibt viele Gründe, die dagegen sprechen, Sport zu machen. Der Job zum Beispiel. Wie viele Leute kommen abends geschafft aus dem Büro nach Haus und stöhnen: „Eigentlich würde ich ja gern noch Sport machen, aber …" Na los – die Hand hoch. Ist keine Schande, das zuzugeben. Es sind nämlich eine ganze Menge Hände, die bei dieser Frage in die Höhe gehen. Du bist damit nicht allein, sondern führst dasselbe Leben, wie viele andere Leute auch.

Die Wäsche ist noch nicht aufgehängt, das Essen muss gekocht werden, das Kind braucht Hilfe bei den Hausaufgaben. Zu allem Überfluss blickt einen der Hund schon wieder mit diesem vorwurfsvollen Langeweile-Blick an. Und dann soll man sich auch noch aufraffen, um Sport zu machen? Nein, danke.

Denn wenn alles zu Hause erledigt ist, dann ist man selbst auch erledigt und will nur noch auf die Couch. Stattdessen die Sporttasche packen, anziehen, rein ins Auto, Viertelstunde fahren, rein ins Fitnessstudio, umziehen, an die Geräte, trainieren, duschen, wieder anziehen, Sporttasche nicht vergessen, rein ins Auto, Viertelstunde nach Haus fahren und dann heimkommen, um ins Bett zu fallen? Da bleibt man lieber gleich zu Haus.

Das gilt auch für all diejenigen, die sich zwar gern bewegen würden, die gern fitter wären und mit dem Sport anfangen würden – wären da nicht die ganzen durchtrainierten Überflieger im Fitnessstudio, die einen von oben bis unten abscannen. „Hast du auch die richtige Klamotten-Marke an?" „Was will jemand mit deiner Figur bloß beim Training?" „Was, du bringst nur fünf Kilogramm auf die Hantel?" Bevor man sich diesem Spießrutenlauf der Vergleichsblicke aussetzt, bleibt man ebenfalls lieber zu Haus. Das betrifft übrigens auch die Laufstrecken in den Stadtparks, wo man verächtliche Blicke erntet – nur, weil sich rund um die Hüften unter dem Laufshirt noch was anderes bewegt als nur Muskeln.

Um all dem zu entgehen, hilft nur eines: eine rettende Insel, wo man sein kann, wie man ist und diese Insel hat einen Namen: die Couch. Es ist der Platz, wo sich jeder Mensch wohlfühlt und was wäre besser für mein Training geeignet, als mein Lieblingsort? Der „Couch Coach" ist genau hier dabei. Während der Fernseher läuft und die Pizza im Ofen brutzelt, wird das kurze Training im Liegen ausgeführt. Es gibt auch Übungen im Stehen. Für alles braucht man nur ein Paar Hanteln und ein Paar Fußmanschetten. Wer davon nichts zu Hause hat, der nimmt einfach zwei volle Wasserflaschen oder Milchtüten und lässt die Fußmanschetten weg. Drei verschiedene Trainingssäulen bieten die passenden Trainingsziele an: Ich will mich ein bisschen bewegen, ich will ein bisschen fitter werden oder ich will fitter werden und abnehmen. Mit dem „Couch Coach" wirst du dein eigener Trainer.

Abgestimmt darauf gibt es für jeden Trainingsbereich leckere Rezepte und Vorschläge für das passende Essen. Pizza mit Dreifach-Käse und eine Cola obendrauf? Kein Problem. Ein frisches Gericht aus der Pfanne mit Gemüse und Rindfleisch? Fein. Oder morgens Quark mit Früchten und abends einen Salat? Der „Couch Coach" verbietet gar nichts, sondern unterstützt die Lust am Leben, am verdienten Feierabend, an Entspannung und am Sport. Jeder trainiert so, wie er möchte und sich wohlfühlt. Das Trainingsziel legt man selbst über einen kurzen Fragebogen fest und kann jederzeit anfangen. Das Beste ist: Man kann auch zu zweit trainieren.

Wenn dann der Sport plötzlich so viel Spaß macht, dass man mehr davon will und vielleicht seine Ernährung verändern – das Wechseln in den Trainingsbereichen ist jederzeit möglich. Auch, wenn plötzlich jemand statt Salat nur noch Pizza und Pommes essen möchte – willkommen in Ernährungssäule 1. Alles völlig stressfrei und ohne Leistungsdruck. Sonst könnte man ja gleich ins Fitnessstudio gehen – aber die haben ja nicht einmal eine Couch.

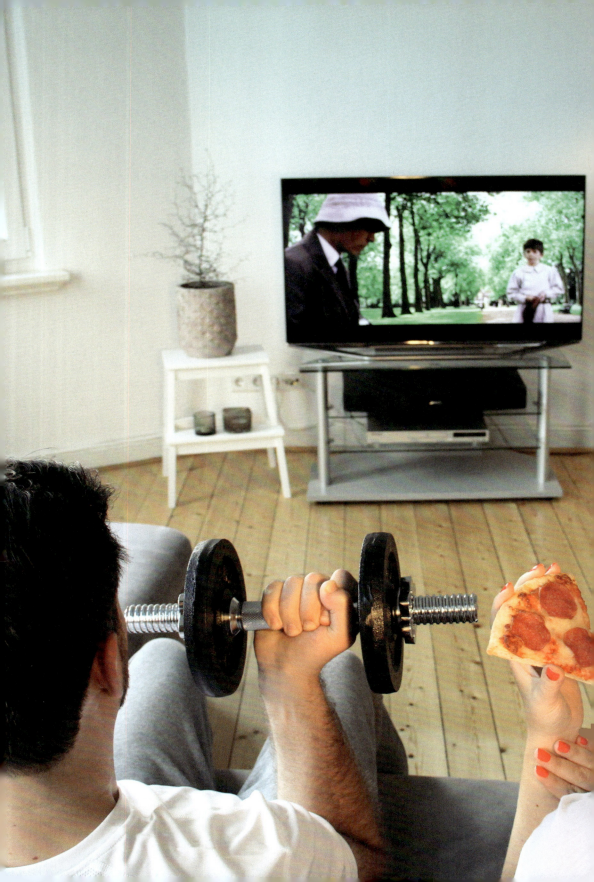

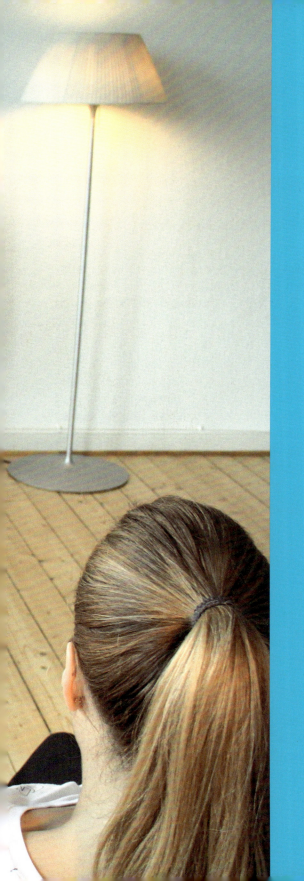

DER TRAININGSAUFBAU

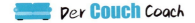

DER TRAININGSAUFBAU

Der „Couch Coach" hat ein Hauptziel: Alles soll so einfach wie möglich und nicht anstrengend sein. Dazu gehört vor allem auch, den Trainingsaufwand gering zu halten. Es geht dabei um die Art der Übungen, die Ausstattung, den Zeitaufwand oder auch den Trainingsort. Und der ist mit dem „Couch Coach" wirklich unschlagbar. Es ist zu Hause, es ist das Wohnzimmer – es ist die Couch!

Um mit dem „Couch Coach"-Training zu starten, ist praktisch null Aufwand nötig. Das Wohnzimmer ist ohnehin vorhanden und die Couch auch. Für die Übungen im Liegen brauchst du lediglich zwei Hanteln und zwei Fußmanschetten, die vom Gewicht her für dich angenhem sind. Frauen nehmen für den Anfang besser leichtere Hanteln bis maximal 1,5 kg Gewicht pro Hantel und Fußmanschetten mit maximal 1 kg Gewicht pro Fußmanschette. Es darf auch ruhig weniger sein. Hierzu gibt es verschiedene Angebote von unterschiedlichen Herstellern. Infos dazu finden sich auf Seite 138 im Kapitel „Tipps für die Trainingsausstattung".

Männer können mit einem höheren Gewicht anfangen, wenn sie wollen – sollten am Anfang aber auch darauf achten, dass sie nicht zu viel Gewicht nehmen, damit die Muskeln, Gelenke und Sehnen sich an das Training und die Belastung gewöhnen. Untrainierte sind hier mit 2,5 kg pro Hantel gut bedient. Die Fußmanschetten sollten 1 oder 1,5, kg Gewicht pro Manschette haben. Wem das wenig vorkommt, der wird sich wundern. Durch die Trainingsart und die Wiederholungen scheint die Schwerkraft sich plötzlich zu verdoppeln und die Muskeln sind froh über jedes Gramm weniger Gewicht.

Falls dir bei den Übungen im Buch etwas wehtut, verringere das Gewicht und auch die Anzahl der Wiederholungen. Wenn du ohnehin körperliche Beschwerden hast, solltest du die Art der Übungen darauf anpassen und im Zweifel vor dem Training deinen Hausarzt fragen.

Wer keine Hanteln oder Fußmanschetten hat und sich auch keine kaufen möchte, macht es sich noch einfacher. Statt der Hanteln nimmt er zum Beispiel zwei volle Wasserflaschen (das Gewicht lässt sich auch hier durch unterschiedliche Flaschengrößen prima variieren). Zwei Tetra Paks gehen genauso. Die Fußmanschetten lässt man ganz einfach weg.

Der Trainingsaufbau

Und nun der Trommelwirbel: der Trainingsaufbau

- Such dir deinen Lieblingsfilm aus und mach den Fernseher oder Bildschirm an.
- Stell dir dein Lieblingsgetränk auf den Wohnzimmertisch – zusammen mit deinem Lieblingsessen oder deinem Lieblingssnack.
- Knautsch dich so richtig bequem in deinen Stammplatz auf der Couch.
- Zufriedenes Seufzen (wahlweise auch entspanntes „Aaaaah") zwischendurch nicht vergessen.
- Den „Couch Coach" aufklappen und das Kapitel „Übungen" neben dich auf die Couch legen.
- Greif dir die Hanteln und fang mit dem ersten Bild in deinem persönlichen Trainingsbereich an.

Hanteln weglegen, von der Pizza abbeißen oder Chips essen, lässig einen langen Schluck trinken, kurz im Film versinken. Dann mit der nächsten Übung weitermachen, bis ein Trainingsdurchlauf durch ist. Dauert maximal zehn bis 20 Minuten.

Und wer irgendwann mal zum Kühlschrank geht, um Nachschub zu holen, kann bei der Gelegenheit ein paar Übungen im Stehen machen – natürlich nicht, ohne dabei den Film weiterzugucken. Man will ja nichts verpassen.

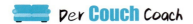 Der Couch Coach

„Couch Coach" – Was ist mein Ziel und habe ich überhaupt eins?

Diese Liste hilft dir dabei, dein Trainingsziel zu bestimmen. Der „Couch Coach" ist in drei verschiedene Trainingssäulen aufgeteilt, die unterschiedlich intensiv sind. Gleichzeitig sind die Trainingsbereiche mit leckeren Rezepten gekoppelt, die zur Trainingssäule und deinem persönlichen Ziel passen.

Pro Frage kann eine Antwort angekreuzt werden. Dabei geht es nicht darum, möglichst viele Punkte zu bekommen. Vielmehr wollen wir sehen, was deine Motivation ist, welche Trainingsintensität richtig ist und welche Ernährung dazu passt. (Die reicht von „Volles Programm" bis „Leicht ist gar nicht so schwer.") Die Auswertung deiner persönlichen Punktzahl findest du dann auf Seite 20.

Vier Wochen nach deinem Trainingsstart gucken wir mit einem zweiten Fragebogen, welche deiner Ziele sich erfüllt haben, wie du dich beim Training fühlst und ob du vielleicht die Trainingssäule wechseln möchtest. Vielleicht kommt dabei aber auch nur raus, dass du was anderes essen solltest und so weitertrainierst wie vorher.

Viel Spaß beim Ausfüllen!

Was will ich mit dem Training erreichen?

- Ich will mich ein bisschen bewegen.   *
- Ich will fitter werden.   **
- Ich will fitter werden und abnehmen.   ***

Wie viel Zeit will ich täglich auf dem Sofa verbringen?

- Eine Viertelstunde   *
- Eine Stunde   **
- Am liebsten den ganzen Tag   ***

Und wie viel Zeit davon will ich mit Sport verbringen?

- Eine Viertelstunde   *
- Eine Stunde   **
- Am liebsten den ganzen Tag   ***

Seit wann habe ich keinen Sport mehr gemacht?

- Ich weiß gar nicht mehr, wie man das schreibt.   *
- Seit mehreren Monaten   **
- Seit einer Viertelstunde   ***

Meinen Fitness-Zustand sehe ich als

- Bin mit meiner Couch verschmolzen.   *
- Habe mich irgendwann mal regelmäßig bewegt.   **
- trainiert.   ***

Meine Kondition sehe ich als

- Kann mir mal jemand Sauerstoff bringen?   *
- Ich bekomme jederzeit gut Luft.   **
- hervorragend.   ***

Meinen körperlichen Zustand sehe ich als

- Muskeln, Gelenke und Rücken reden nicht mehr mit mir.   *
- Ich weiß, dass ich besser in Schuss sein könnte.   **
- Mir tut überhaupt nichts weh.   ***

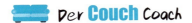 **Der Couch Coach**

Meine Lust auf Sport ist

- Ich habe dieses Buch nur geschenkt bekommen.   *
- Ich weiß, ich muss mal wieder was tun.   **
- hochmotiviert.   ***

Punkte zusammenzählen und Ergebnis aufschreiben: ……. Punkte.

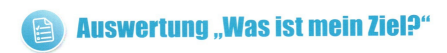

Auswertung „Was ist mein Ziel?"

Welche Trainingssäule ist meine und was gibt's zu essen?

8 bis 12 Punkte

Ich will mich nur ein bisschen bewegen.

- **Trainingssäule 1**
- Essen: Volles Programm

13 bis 17 Punkte

Ich will fitter werden.

- **Trainingssäule 2**
- Essen: Mittendrin

18 bis 24 Punkte

Ich will fitter werden und abnehmen.

- **Trainingssäule 3**
- Essen: Leicht ist gar nicht so schwer

Der Trainingsaufbau

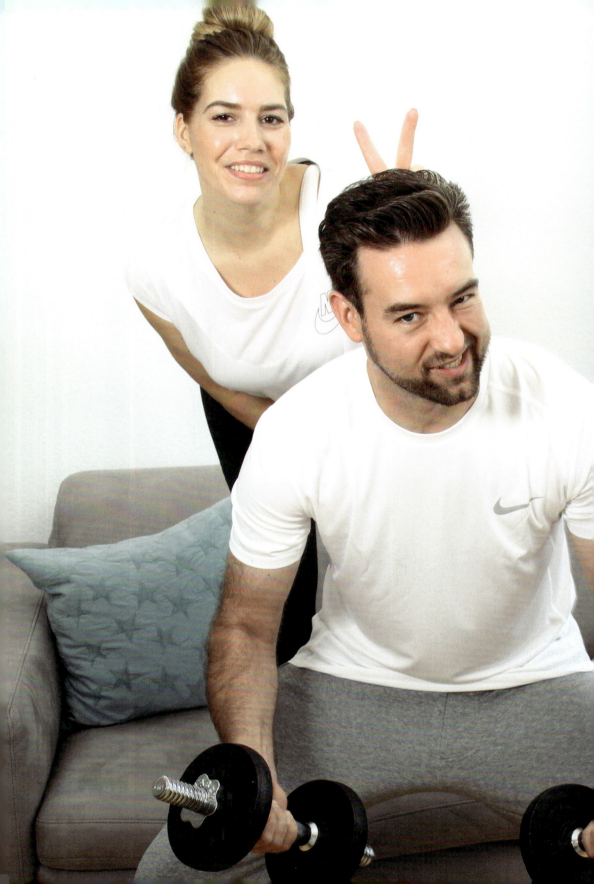

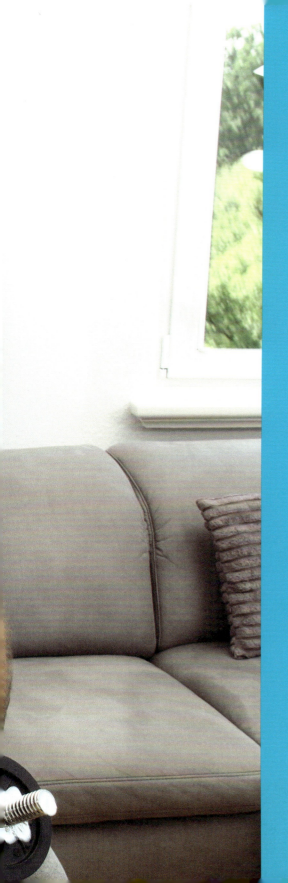

DIE ÜBUNGEN

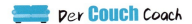 Der Couch Coach

DIE ÜBUNGEN

Das „Couch Coach"-Training besteht aus Übungen im Liegen und Übungen im Stehen. Bei beiden Übungsarten werden Hanteln und Fußmanschetten eingesetzt. Als Gewichte können auch Getränkeflaschen oder Ähnliches genommen werden. Die Übungen sind durch die Anzahl der Wiederholungen unterschiedlich intensiv. Damit jeder passend zu seinem persönlichen Fitnessstand trainieren kann, gibt es drei unterschiedliche Trainingssäulen. Die Anzahl der Wiederholungen für das eigene Training ist deshalb bei den Übungsfotos mit „TS" für „Trainingssäule" gekennzeichnet. Achte bitte bei den Übungen auf die korrekte Ausführung und Körperhaltung.

Viel Spaß mit dem „Couch Coach"!

 Hinweis

Die Anzahl der Wiederholungen ergibt sich aus der persönlichen Trainingssäule.

Die Übungen

Übungen auf der Couch

Paralleler Beinheber

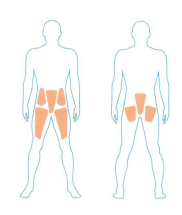

TRAINIERTE MUSKELGRUPPEN:

- großer Gesäßmuskel
- vierköpfiger Oberschenkelmuskel
- Hüftbeuger
- untere gerade Bauchmuskulatur
- schräge äußere Bauchmuskulatur
- Lendenmuskulatur

Du legst die Beine ausgestreckt und geschlossen auf die Couch und hebst sie parallel an. Diese Stellung 5 s halten. Die Beine absenken und die Übung wiederholen. Wer möchte, steigert die Intensität der Übung mit Fußmanschetten.

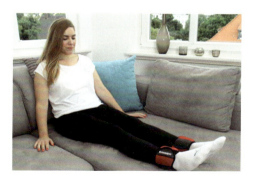
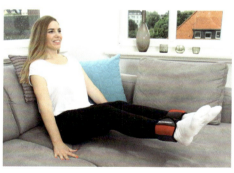

TS 1: 5 Wiederholungen
2 Durchgänge

TS 2: 10 Wiederholungen
2 Durchgänge

TS 3: 15 Wiederholungen
2 Durchgänge

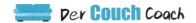

Einzelner Beinheber

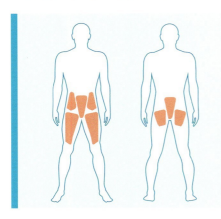

TRAINIERTE MUSKELGRUPPEN:
- großer Gesäßmuskel
- vierköpfiger Oberschenkelmuskel
- Hüftbeuger
- untere gerade Bauchmuskulatur
- schräge äußere Bauchmuskulatur
- Lendenmuskulatur

Du legst die Beine ausgestreckt und geschlossen auf die Couch. Das linke Bein wird angehoben und wieder gesenkt. Die Übung wird wiederholt. Wenn das Training für das linke Bein durch ist, folgt das Training für das rechte Bein. Das linke Bein liegt in Ruhestellung auf der Couch. Wer möchte, steigert die Intensität der Übung mit Fußmanschetten.

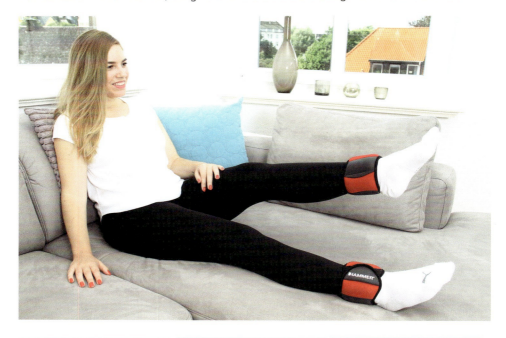

TS 1: 5 Wiederholungen
2 Durchgänge

TS 2: 10 Wiederholungen
2 Durchgänge

TS 3: 15 Wiederholungen
2 Durchgänge

Die Übungen

Beine parallel anwinkeln

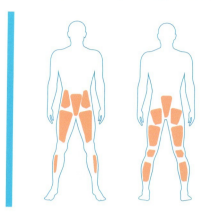

TRAINIERTE MUSKELGRUPPEN:
- großer Gesäßmuskel
- vierköpfiger Oberschenkelmuskel
- seitliche Oberschenkelmuskulatur
- hinterer Oberschenkel
- Hüftbeuger
- untere und äußere Bauchmuskulatur
- Lendenmuskulatur
- Kniekehle
- Waden- und Schienbeinmuskulatur

Du legst die Beine in Ruheposition nebeneinander auf die Couch und winkelst beide Beine parallel an. Diese Stellung 5 s halten. Danach die Beine wieder absenken und die Übung wiederholen. Wer möchte, kann die Intensität der Übung durch Fußmanschetten erhöhen.

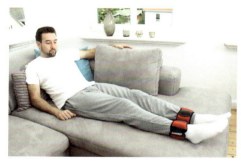
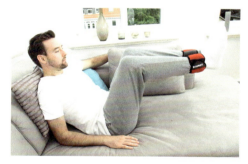
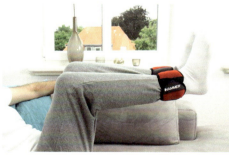

TS 1: 5 Wiederholungen
2 Durchgänge

TS 2: 10 Wiederholungen
2 Durchgänge

TS 3: 20 Wiederholungen
1 Durchgang

Der Couch Coach

Beine einzeln anwinkeln

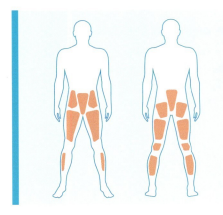

TRAINIERTE MUSKELGRUPPEN:
- großer Gesäßmuskel
- vierköpfiger Oberschenkelmuskel
- seitliche Oberschenkelmuskulatur
- hinterer Oberschenkel
- Hüftbeuger
- untere und äußere Bauchmuskulatur
- Lendenmuskulatur
- Kniekehle
- Wadenmuskulatur

Deine Beine liegen in Ruheposition nebeneinander auf der Couch. Das linke Bein wird angewinkelt. Diese Stellung 5 s halten. Danach das Bein wieder absenken und die Übung wiederholen. Wer möchte, kann die Intensität der Übung durch Fußmanschetten erhöhen. Danach die Übung mit dem rechten Bein durchführen.

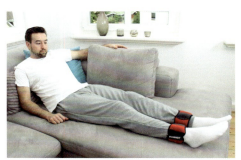
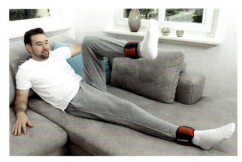
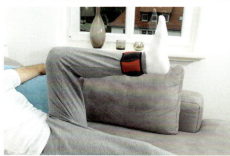

TS 1: 5 Wiederholungen
2 Durchgänge

TS 2: 10 Wiederholungen
2 Durchgänge

TS 3: 20 Wiederholungen
1 Durchgang

Die Übungen

Bein-Seitenschwenk einzeln

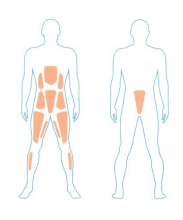

TRAINIERTE MUSKELGRUPPEN:
- vierköpfiger Oberschenkelmuskel
- innere Oberschenkelmuskulatur
- Hüftbeuger
- Lendenmuskulatur
- obere und äußere Bauchmuskulatur
- untere Bauchmuskulatur
- seitliche Rumpfmuskulatur
- Schienbeinmuskulatur

Die Beine liegen in Ruheposition nebeneinander auf der Couch. Das rechte Bein wird angehoben und seitwärts über das linke Bein geschwenkt. Diese Stellung 5 s halten. Danach das Bein wieder zurückschwenken, auf die Couch absenken und die Übung wiederholen. Anschließend die Übung mit dem linken Bein ausführen. Wer möchte, kann die Intensität der Übung durch Fußmanschetten erhöhen.

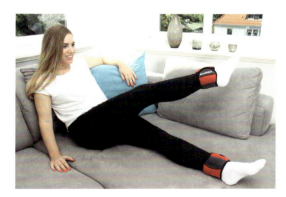
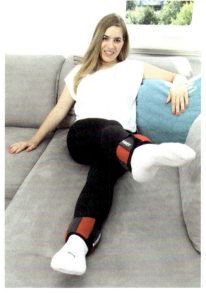

TS 1: 5 Wiederholungen
2 Durchgänge

TS 2: 10 Wiederholungen
1 Durchgang

TS 3: 20 Wiederholungen
1 Durchgang

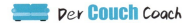 Der Couch Coach

Unterarme anwinkeln parallel

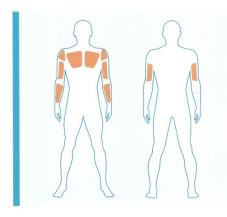

TRAINIERTE MUSKELGRUPPEN:

- Bizeps
- Deltamuskel (Schulter)
- Unterarmmuskulatur
- großer Brustmuskel
- Trizeps

Du umfasst die Hantelgriffe mit beiden Händen von unten. Die Arme entspannt mit den Hanteln in den Händen liegen lassen. Dann beide Unterarme parallel anwinkeln und danach wieder absenken.

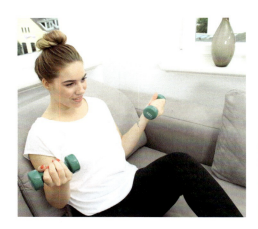
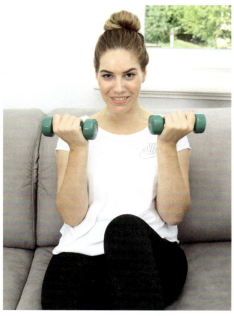

TS 1: 10 Wiederholungen
1 Durchgang

TS 2: 15 Wiederholungen
2 Durchgänge

TS 3: 20 Wiederholungen
2 Durchgänge

Die Übungen

Unterarme anwinkeln einzeln

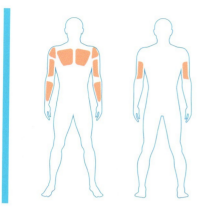

TRAINIERTE MUSKELGRUPPEN:
- Bizeps
- Deltamuskel (Schulter)
- Unterarmmuskulatur
- großer Brustmuskel
- Trizeps

Die Hantelgriffe mit beiden Händen von unten umfassen. Die Arme entspannt mit den Hanteln in den Händen liegen lassen. Dann den linken Arm anwinkeln und danach wieder absenken. Die Übung wiederholen. Anschließend die Übung mit dem rechten Arm durchführen.

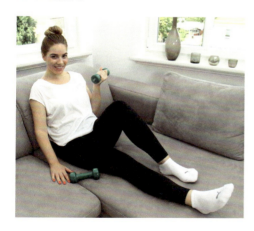
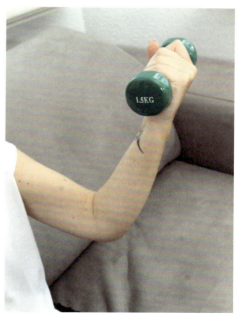

TS 1: 10 Wiederholungen
1 Durchgang

TS 2: 15 Wiederholungen
2 Durchgänge

TS 3: 20 Wiederholungen
2 Durchgänge

Der Couch Coach

Arme heben einzeln

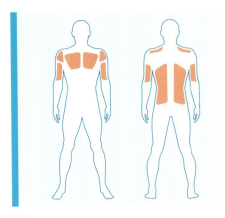

TRAINIERTE MUSKELGRUPPEN:

- Rotatorenmanschette Schulter
- Bizeps
- Trizeps
- Deltamuskel (Schulter)
- großer Brustmuskel
- breiter Rückenmuskel/Latissimus
- Nackenmuskulatur/Kapuzenmuskel

Du umfasst die Hantelgriffe mit beiden Händen von oben. Die Arme entspannt mit den Hanteln in den Händen liegen lassen. Dann den linken Arm heben und danach wieder absenken. Anschließend die Übung wiederholen. Danach die Übung mit dem rechten Arm durchführen.

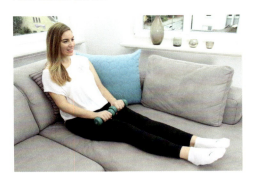 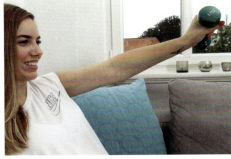

TS 1: 10 Wiederholungen
1 Durchgang

TS 2: 15 Wiederholungen
1 Durchgang

TS 3: 20 Wiederholungen
1 Durchgang

Die Übungen

Armdrücken aufwärts parallel

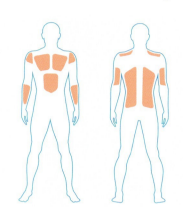

TRAINIERTE MUSKELGRUPPEN:

- Deltamuskel (Schulter)
- großer Brustmuskel
- Unterarmmuskulatur
- Trizeps
- Nackenmuskulatur/Kapuzenmuskel
- breiter Rückenmuskel/Latissimus
- obere Bauchmuskulatur

Die Hanteln von oben umfassen. Beide Hanteln auf Kopfhöhe heben. Dann beide Arme parallel nach oben durchstrecken. Anschließend die Hanteln wieder auf Kopfhöhe senken und die Übung wiederholen.

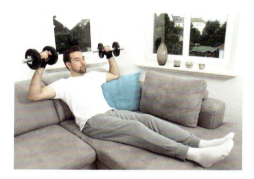
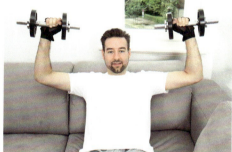

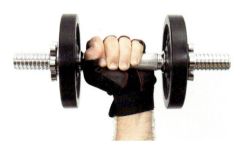

TS 1: 10 Wiederholungen
1 Durchgang

TS 2: 10 Wiederholungen
2 Durchgänge

TS 3: 20 Wiederholungen
2 Durchgänge

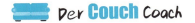 Der Couch Coach

Armdrücken aufwärts einzeln

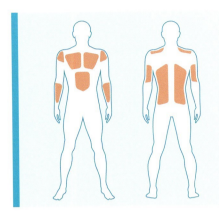

TRAINIERTE MUSKELGRUPPEN:
- Deltamuskel (Schulter)
- großer Brustmuskel
- Unterarmmuskulatur
- Trizeps
- Nackenmuskulatur/Kapuzenmuskel
- breiter Rückenmuskel/Latissimus
- obere Bauchmuskulatur

Du umfasst die Hantel mit der linken Hand von oben und hebst sie auf Kopfhöhe. Dann den Arm nach oben durchstrecken. Anschließend die Hantel wieder auf Kopfhöhe senken und die Übung wiederholen. Danach die Übung mit dem rechten Arm ausführen.

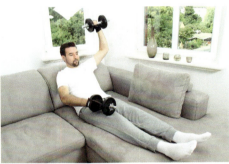
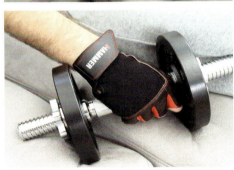
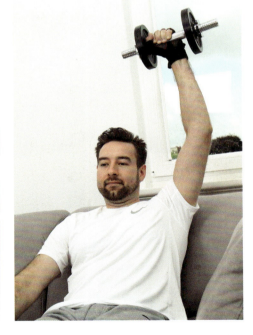

TS 1: 10 Wiederholungen
1 Durchgang

TS 2: 15 Wiederholungen
1 Durchgang

TS 3: 20 Wiederholungen
1 Durchgang

Die Übungen

Paralleles Hanteltraining Brust

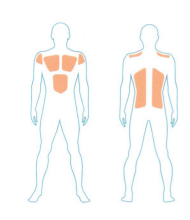

TRAINIERTE MUSKELGRUPPEN:
- großer Brustmuskel
- Deltamuskel (Schulter)
- breiter Rückenmuskel/Latissimus
- obere Bauchmuskulatur
- Nackenmuskulatur/Kapuzenmuskel

Die Hanteln mit den Händen von oben umfassen, senkrecht parallel vor die Brust heben und halten. Anschließend den linken und den rechten Arm gleichzeitig zu den Seiten dehnen. Dann die Hanteln wieder vor die Brust zurückführen, in dieser Position halten und die Übung erneut ausführen.

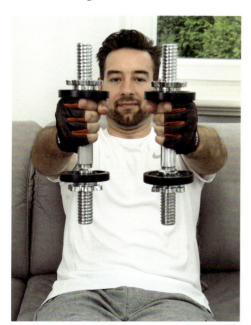
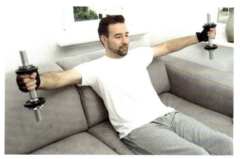
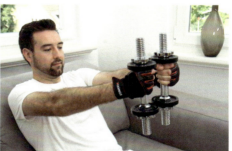

TS 1: 5 Wiederholungen
2 Durchgänge

TS 2: 10 Wiederholungen
1 Durchgang

TS 3: 15 Wiederholungen
1 Durchgang

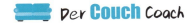 Der Couch Coach

Hanteltraining Trizeps

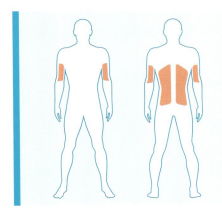

TRAINIERTE MUSKELGRUPPEN:

- Trizeps
- Bizeps
- breiter Rückenmuskel / Latissimus

Die Hantel mit der linken Hand von oben umfassen, den linken Arm heben und anwinkeln. Den Ellbogen von unten mit der rechten Hand abstützen. Den Arm mit der Hantel nach oben strecken und aus dieser Position den Unterarm mit der Hantel leicht hinter dem Kopf absenken. Auf dem Ellbogengelenk sollte kein Spannungsgefühl entstehen. Anschließend den Unterarm wieder zurück in die Ausgangsposition führen und erneut absenken. Während der gesamten Übung wird der Ellbogen von der Hand des anderen Armes gestützt. Anschließend die Übung mit dem rechten Arm ausführen.

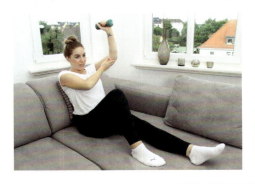 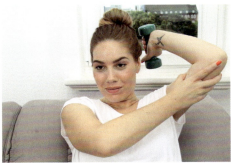

TS 1: 5 Wiederholungen
2 Durchgänge

TS 2: 10 Wiederholungen
1 Durchgang

TS 3: 15 Wiederholungen
1 Durchgang

Die Übungen

🏋 Übungen ohne Couch

Kniebeuge mit Hanteln

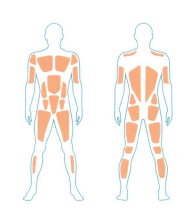

TRAINIERTE MUSKELGRUPPEN:
- Deltamuskel (Schulter)
- Trizeps
- breiter Rückenmuskel / Latissimus
- vierköpfiger Oberschenkelmuskel
- großer Gesäßmuskel
- Nackenmuskulatur/Kapuzenmuskel
- obere, untere und seitliche Bauchmuskulatur
- großer Brustmuskel
- seitliche Rumpfmuskulatur
- Waden- und Schienbeinmuskulatur
- Bizeps

Du umfasst die beiden Hanteln von außen und stellst dich aufrecht hin. Die Arme ausstrecken, die Hanteln parallel zueinander halten und in die Kniebeuge gehen. Anschließend wieder aus der Kniebeuge aufrichten. Die Hanteln weiter parallel zueinander vorm Körper halten und die Übung wiederholen. Wenn dir das zu anstrengend ist, kannst du die Übung auch ohne Hanteln machen.

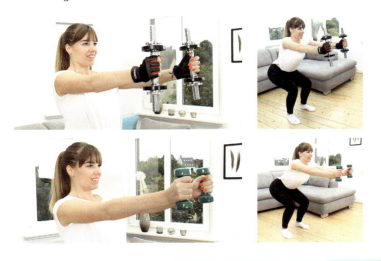

TS 1: 5 Wiederholungen
1 Durchgang

TS 2: 5 Wiederholungen
2 Durchgänge

TS 3: 10 Wiederholungen
1 Durchgang

Seitlicher Armheber

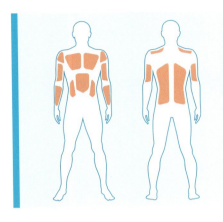

TRAINIERTE MUSKELGRUPPEN:
- Deltamuskel (Schulter)
- großer Brustmuskel
- Unterarmmuskulatur
- Trizeps
- Nackenmuskulatur/Kapuzenmuskel
- breiter Rückenmuskel/Latissimus
- obere Bauchmuskulatur
- seitliche Rumpfmuskulatur
- Bizeps

Die beiden Hanteln von außen umfassen. Aufrecht hinstellen. Die Arme zur Seite anheben und in dieser Position 5 s lang halten. Dann die Arme wieder vor dem Körper absenken und die Übung erneut ausführen.

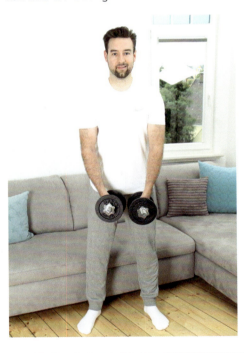
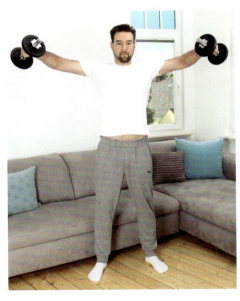

TS 1: 5 Wiederholungen
1 Durchgang

TS 2: 5 Wiederholungen
2 Durchgänge

TS 3: 10 Wiederholungen
2 Durchgänge

Die Übungen

Paralleles Hanteltraining Brust im Stehen

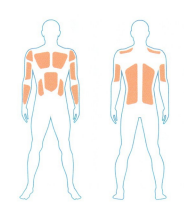

TRAINIERTE MUSKELGRUPPEN:
- Deltamuskel (Schulter)
- großer Brustmuskel
- Unterarmmuskulatur
- Trizeps
- Nackenmuskulatur/Kapuzenmuskel
- breiter Rückenmuskel/Latissimus
- obere Bauchmuskulatur
- seitliche Rumpfmuskulatur
- Bizeps

Die beiden Hanteln von außen umfassen. Aufrecht hinstellen. Die Arme anheben und die Hanteln senkrecht und parallel zueinander vor den Körper bringen. Beide Arme nach links und rechts zu den Seiten ausbreiten. In dieser Position 5 s bleiben. Dann die Arme wieder vor den Körper bringen, die Hanteln auf der Ausgangshöhe halten und die Übung erneut ausführen.

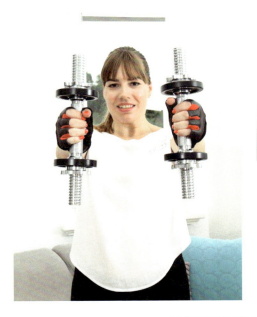

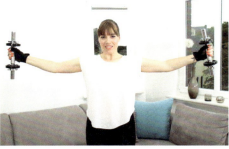

TS 1: 5 Wiederholungen
1 Durchgang

TS 2: 5 Wiederholungen
2 Durchgänge

TS 3: 10 Wiederholungen
1 Durchgang

Der Couch Coach

Bizepstraining im Stehen

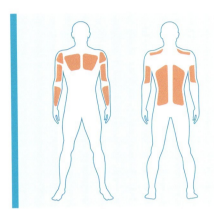

TRAINIERTE MUSKELGRUPPEN:

- Bizeps
- Deltamuskel (Schulter)
- großer Brustmuskel
- Unterarmmuskulatur
- Trizeps
- Nackenmuskulatur/Kapuzenmuskel
- breiter Rückenmuskel/Latissimus

Du umfasst die beiden Hanteln von unten, stellst dich aufrecht hin und lässt die Arme entspannt seitlich am Körper hängen. Dann die Unterarme Arme parallel zueinander anwinkeln und anschließend wieder absenken. Die Übung erneut ausführen. Die Übung kann auch mit jedem Arm einzeln ausgeführt werden.

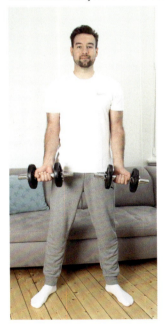
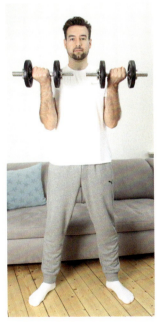
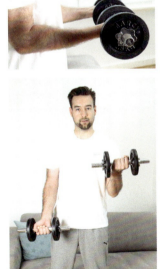

TS 1: 10 Wiederholungen
1 Durchgang

TS 2: 10 Wiederholungen
2 Durchgänge

TS 3: 20 Wiederholungen
1 Durchgang

Die Übungen

Curlhantel im Stehen

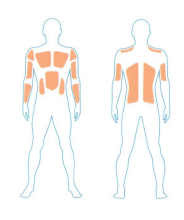

TRAINIERTE MUSKELGRUPPEN:
- Bizeps
- großer Brustmuskel
- Unterarmmuskulatur
- Trizeps
- Nackenmuskulatur/Kapuzenmuskel
- breiter Rückenmuskel/Latissimus
- obere Bauchmuskulatur
- seitliche Rumpfmuskulatur
- Deltamuskel (Schulter)

Die Hantelstange von unten umfassen. Aufrecht hinstellen und die Arme entspannt hängen lassen. Dann die Unterarme anwinkeln und anschließend wieder absenken. Die Übung erneut ausführen.

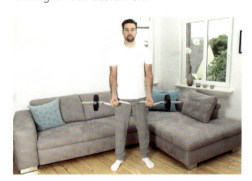

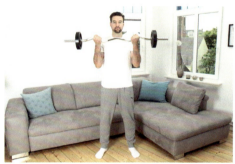

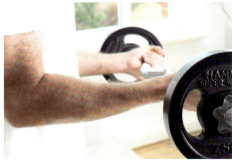

TS 1: 5 Wiederholungen
1 Durchgang

TS 2: 10 Wiederholungen
1 Durchgang

TS 3: 10 Wiederholungen
2 Durchgänge

Der Couch Coach

Curlhantel im Stehen ohne Gewichte

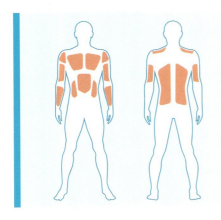

TRAINIERTE MUSKELGRUPPEN:
- Bizeps
- großer Brustmuskel
- Unterarmmuskulatur
- Trizeps
- Nackenmuskulatur/Kapuzenmuskel
- breiter Rückenmuskel/Latissimus
- obere Bauchmuskulatur
- seitliche Rumpfmuskulatur
- Deltamuskel (Schulter)

Du umfasst die Hantelstange von unten, stellst dich aufrecht hin und lässt die Arme entspannt hängen. Dann die Unterarme anwinkeln und anschließend wieder absenken. Die Übung erneut ausführen.

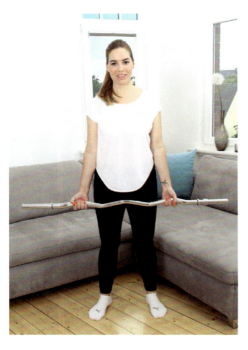
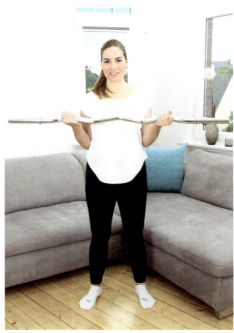

TS 1: 5 Wiederholungen 1 Durchgang

TS 2: 10 Wiederholungen 1 Durchgang

TS 3: 10 Wiederholungen 2 Durchgänge

Die Übungen

Liegestütze

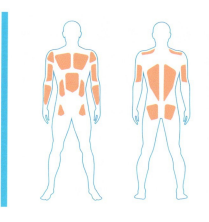

TRAINIERTE MUSKELGRUPPEN:
- großer Brustmuskel
- Deltamuskel (Schulter)
- breiter Rückenmuskel/Latissimus
- Bizeps
- Trizeps
- Unterarmmuskulatur
- seitliche Rumpfmuskulatur
- obere Bauchmuskulatur
- großer Gesäßmuskel
- Hüftbeuger

Den Körper der Länge nach auf den Boden bringen und mit den Armen abstützen. Die Zehen stützen die Füße ab. Dann den Körper absenken, bis die Oberarme fast eine Linie mit den Ellbogen bilden. In dieser Position 2 s bleiben. Dann die Arme wieder durchdrücken. Die Übung erneut ausführen.

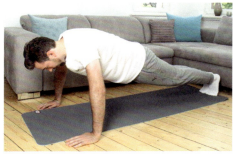

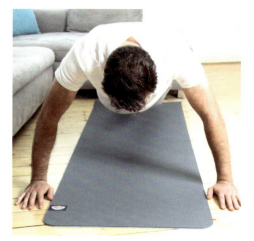

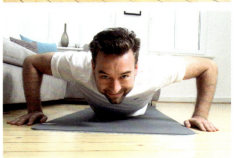

TS 1: 3 Wiederholungen
1 Durchgang

TS 2: 5 Wiederholungen
1 Durchgang

TS 3: 10 Wiederholungen
2 Durchgänge

Bein anwinkeln

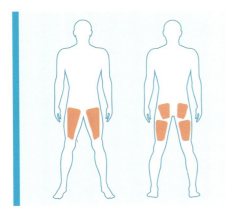

TRAINIERTE MUSKELGRUPPEN:
- vierköpfiger Oberschenkelmuskel
- großer Gesäßmuskel
- hintere Oberschenkelmuskulatur
- Hüftbeuger

Du stellst dich aufrecht hin. Dann hebst du dein rechtes Bein und winkelst es an. 5 s in dieser Position bleiben. Dann das Bein wieder absenken und den Fuß auf den Boden bringen. Die Übung erneut ausführen. Anschließend die Übung mit dem linken Bein ausführen. Wer möchte, kann die Intensität der Übung mit Fußmanschetten erhöhen.

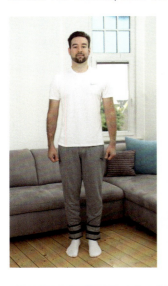
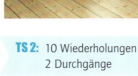
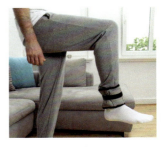

TS 1: 10 Wiederholungen
1 Durchgang

TS 2: 10 Wiederholungen
2 Durchgänge

TS 3: 15 Wiederholungen
2 Durchgänge

Die Übungen

Unterschenkel anwinkeln

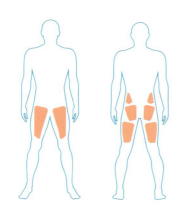

TRAINIERTE MUSKELGRUPPEN:
- vierköpfiger Oberschenkelmuskel
- hintere Oberschenkelmuskulatur
- großer Gesäßmuskel
- Hüftbeuger
- Hüftstrecker

Du stellst dich aufrecht hin und winkelst den rechten Unterschenkel nach hinten an. 5 s in dieser Position bleiben. Dann den Unterschenkel zurückführen und den Fuß auf den Boden bringen. Die Übung erneut ausführen. Anschließend die Übung mit dem linken Bein ausführen. Wer möchte, kann die Intensität der Übung mit Fußmanschetten erhöhen.

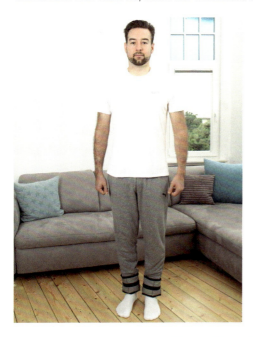
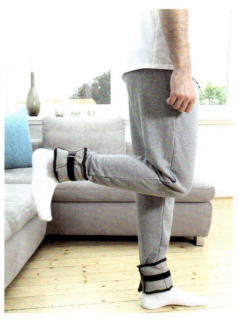

TS 1: 10 Wiederholungen
1 Durchgang

TS 2: 10 Wiederholungen
2 Durchgänge

TS 3: 15 Wiederholungen
2 Durchgänge

Der Couch Coach

Training mit dem Stepper

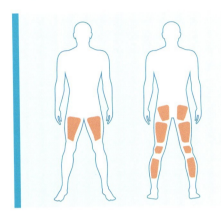

TRAINIERTE MUSKELGRUPPEN:
- vierköpfiger Oberschenkelmuskel
- hintere Oberschenkelmuskulatur
- großer Gesäßmuskel
- Wadenmuskulatur
- Kniekehle

Aufrecht hinstellen. Das linke Bein anheben und den Fuß auf den Stepper setzen. Auch den rechten Fuß vom Boden lösen. Anschließend den rechten Fuß wieder auf den Boden setzen und das linke Bein vom Stepper zurück in die Ausgangsposition bringen. Dann die Übung erneut ausführen. Anschließend die Übung mit dem rechten Bein ausführen. Wer keinen Stepper hat, kann auch eine flache Getränkekiste nehmen. Die jeweilige Fußsohle berührt dann nur die Kante der Kiste und setzt wieder auf dem Boden auf. Der andere Fuß bleibt auf dem Boden. Wer möchte, kann die Intensität der Übung mit Fußmanschetten erhöhen.

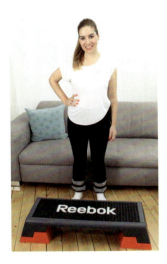 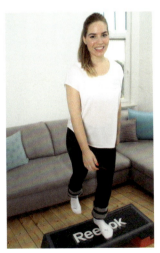 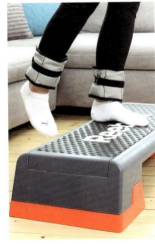

TS 1: 5 Wiederholungen
1 Durchgang

TS 2: 5 Wiederholungen
2 Durchgänge

TS 3: 10 Wiederholungen
2 Durchgänge

Die Übungen

Seitenlage Beinheben

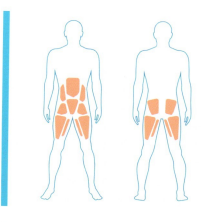

TRAINIERTE MUSKELGRUPPEN:
- innere Oberschenkelmuskulatur
- großer Gesäßmuskel
- seitliche Gesäßmuskulatur
- seitliche Rumpfmuskulatur
- Bauchmuskulatur
- untere gerade Bauchmuskulatur
- schräge äußere Bauchmuskulatur

Auf die rechte Körperseite legen. Als Unterlage dient eine Yogamatte oder einfach der Teppich. Mit dem rechten Ellbogen abstützen. Beide Beine übereinander in Ruhestellung legen. Dann das linke Bein seitlich anheben. In dieser Position 5 s lang bleiben. Anschließend das Bein wieder absenken und die Übung wiederholen. Danach auf die linke Körperseite legen, mit dem linken Ellbogen abstützen und die Übung mit dem rechten Bein ausführen. Wer möchte, kann die Intensität der Übung mit Fußmanschetten erhöhen.

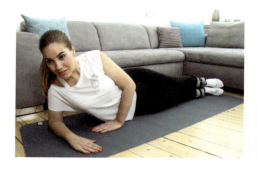
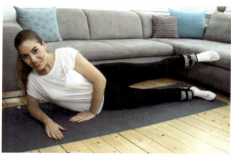

TS 1: 5 Wiederholungen
1 Durchgang

TS 2: 5 Wiederholungen
2 Durchgänge

TS 3: 10 Wiederholungen
2 Durchgänge

Der Couch Coach

Alternatives Training mit Milchtüte und Partner

Wer keine Hanteln oder Fußmanschetten hat, der kann für das „Couch Coach"-Training jederzeit auch andere Dinge einsetzen: Getränkeflaschen oder Milchtüten zum Beispiel.

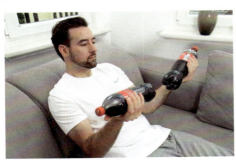
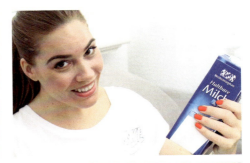
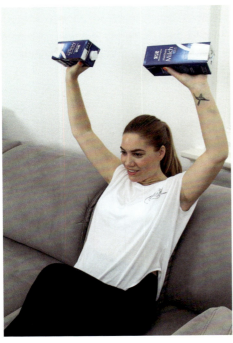
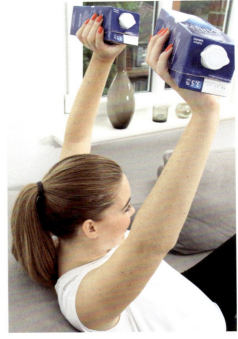

Die Übungen

Es sind auch Übungen mit dem Partner ohne Gewichte möglich. Wenn die Füße auf dem Sofa festgehalten werden, lassen sich auf der Couch problemlos und bequem Sit-ups machen.

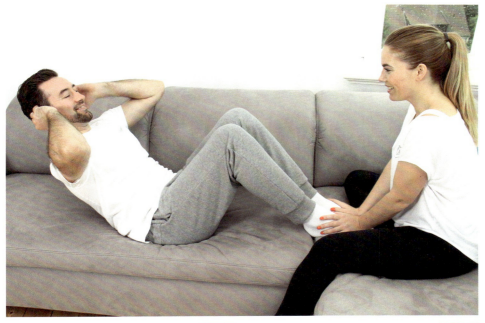

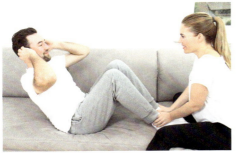 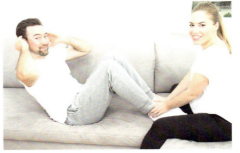

Der Couch Coach

Der Beinheber und das statische Beinhalten funktionieren prima, wenn jemand hinter einem steht und die Schultern festhält. (... jetzt weiß man, dass der Partner hinter einem steht).

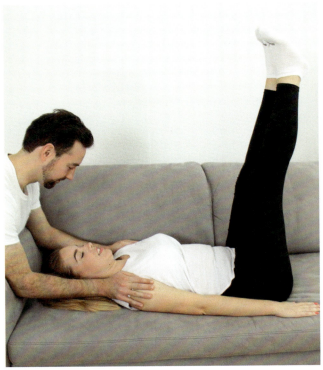

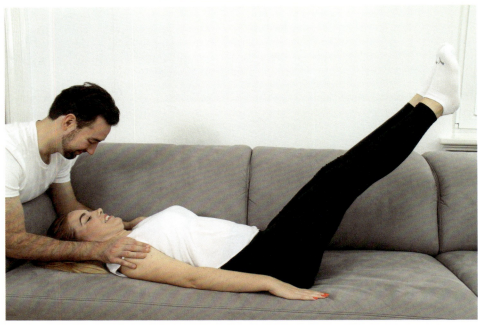

Die Übungen

Großen Spaß macht auch die „Druck-Gegendruck-Übung". Beide Partner stützen sich gegenseitig an den Handflächen ab. Auf Kommando drückt der eine so stark er kann. Der andere gibt so viel Gegendruck, wie er kann. Nur nicht plötzlich loslassen. Dann fliegen wahrscheinlich beide auf die Couch – was aber auch nicht so schlimm wäre.

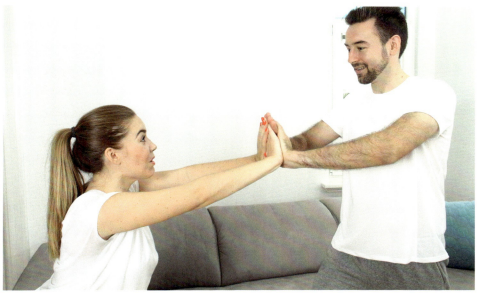

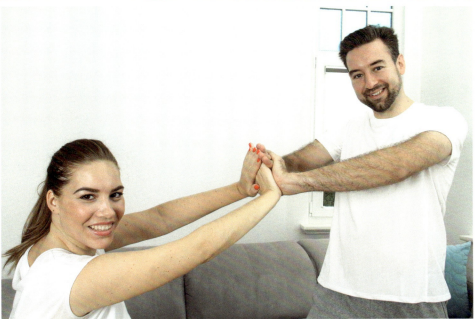

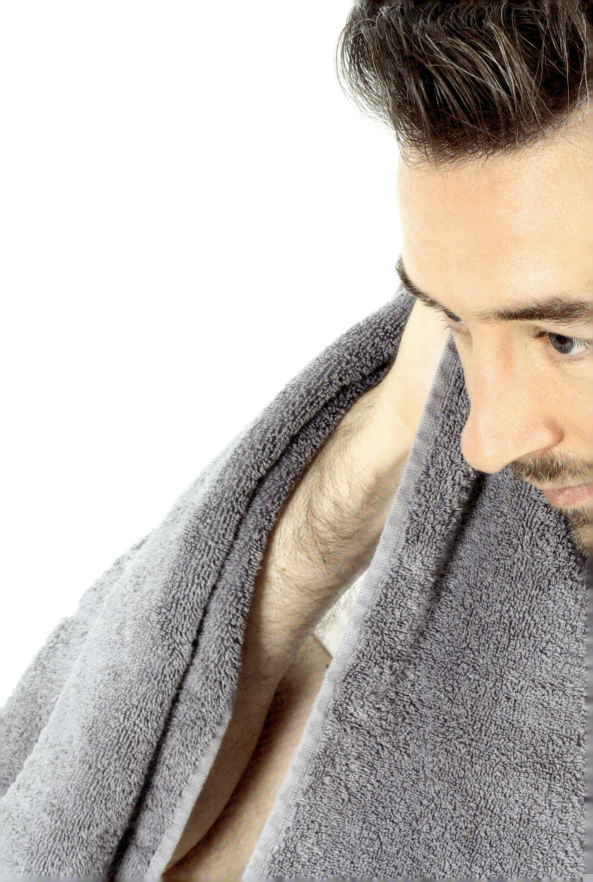

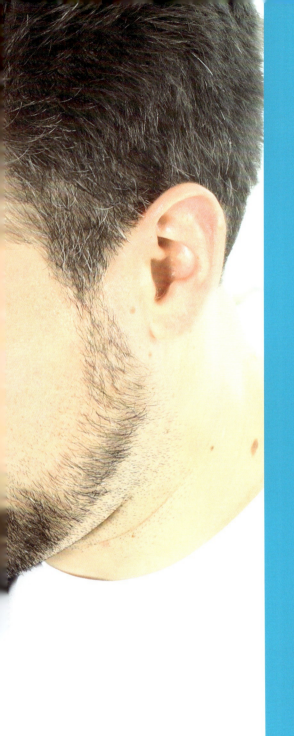

DER INNERE SCHWEINEHUND ALS WILLKOMMENER TRAININGSPARTNER

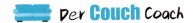

DER INNERE SCHWEINEHUND ALS WILLKOMMENER TRAININGSPARTNER

Erholung nicht vergessen!

Wer mit dem Sport anfängt, denkt oft, er müsse nun um jeden Preis trainieren. Je öfter, desto besser. Die Motivation ist groß und gerade am Anfang fällt einem das Trainieren besonders leicht. Am liebsten würde man jeden Tag trainieren, damit es möglichst bald ein fühl- und sichtbares Ergebnis gibt. Tatsächlich ist das Gegenteil der Fall. Man sollte beim Sport nicht nur auf das Training, sondern ganz besonders auch auf die Erholung achten. Die Pausen zwischen den Trainingstagen sind der eigentliche Sport.

Da sitzt er nun, unser Körper. Entweder seit Jahren konsequent im Fernsehsessel festgenagelt, ab und an mal aufs Rad gequält oder durchgehend mit Sport zur Leistung angetrieben – ganz egal. Wie immer auch der Trainingsstand ist: Jeder braucht nach dem Sport eine Phase der Erholung. Die Muskeln müssen sich regenerieren, um wieder reibungslos arbeiten zu können. Fängt man zu früh wieder mit dem Sport an, dann schmollen sie – und das mit Nachdruck. Statt leistungsfähiger zu werden, wird man trotz mehr Training immer schlapper. Und wer nicht weiß, warum das so ist, der verzweifelt dann regelrecht während des Sports.

Dabei ist der Wunsch des Körpers nach Erholung mehr als nachvollziehbar. Während des Trainings produziert er Schweiß. Manche Leute bekommen es zwar hin, dass sie beim Sport gar nicht schwitzen. Das liegt dann aber eher daran, dass das Einzige was sich bewegt, ihr Mund beim Dauerreden ist. Mit dem Schweiß gehen jede Menge Mineralstoffe – vor allem Salz – verloren, die ersetzt werden müssen.

Auch die Energiereserven müssen wieder aufgefüllt werden. Keine Energie – kein Antrieb. In den sogenannten Glykogen-Speichern wird während der Erholung im Körper fleißig Zucker gespeichert. Ein Drittel der neuen Vorräte kommt in die Leber, zwei Drittel in die Zellen der Muskeln. Die beste Methode dafür ist das Essen von richtig vielen Kohlenhydraten. Übersetzt: Esst Nudeln, was das Zeug hält – aber den Salat nicht vergessen, weil möglichst nährstoffreiches Essen zur Regeneration dazugehört. Ohne Regeneration kann der Körper keine Muskeln aufbauen und übrigens auch kein Fett abbauen. Auch das geschieht teilweise während der Erholung und natürlich kommt es auch auf die Art der Kohlenhydrate an (siehe Seite 108).

Statt intensiv zu trainieren, sollte man sich also möglichst intensiv erholen. Dazu gehört auch eine gehörige Portion Schlaf – auch mal vor dem Fernseher. Wer es schafft, hier bewegungslos zwei Tage zu verbringen, der hat genügend zeitlichen Abstand zur letzten Trainingseinheit. Dreimal pro Woche Sport gilt als gutes Maß für Trainingsanfänger. Wer zu viel trainiert, merkt das übrigens auch daran, dass er keine Trainingssteigerung hat, keine Lust zum Training, sich nicht konzentrieren kann oder gereizt ist. Übrigens eine gute Ausrede, wenn man sich mal mit dem Partner gestritten hat. „Ich bin nicht genervt. Ich bin nur im Übertraining. Wie jetzt – Müll rausbringen? Ich muss dringend aufs Sofa zur Regeneration."

Auch kleinere Verletzungen oder Schäden an den Muskeln werden tatsächlich während der Erholung repariert. So gesehen streiten sich die Experten bis heute, ob der Muskelkater nach dem Training nun durch einen Überschuss an Milchsäure kommt oder durch kleine Risse in den Muskelfasern durch Überlastung. Sei´s drum. Liegen bleiben hilft auf jeden Fall.

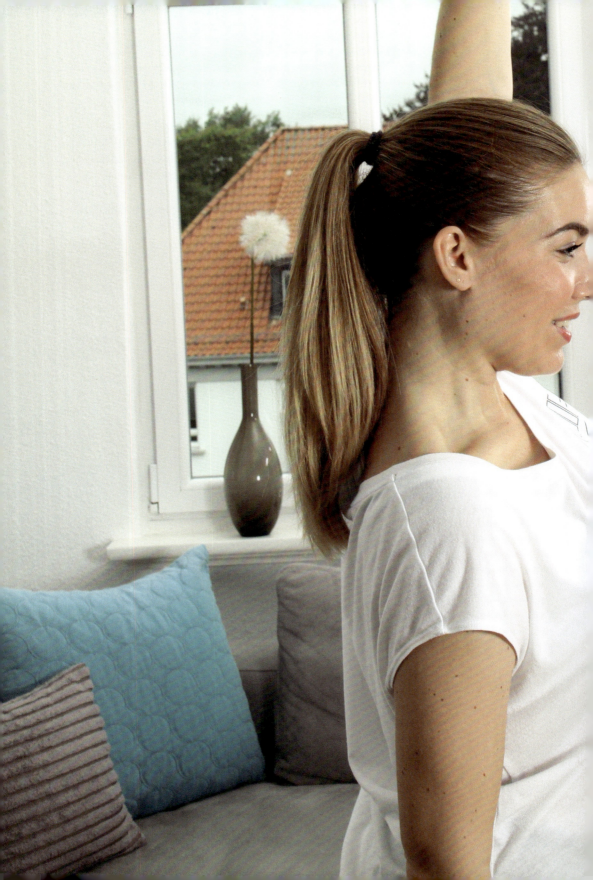

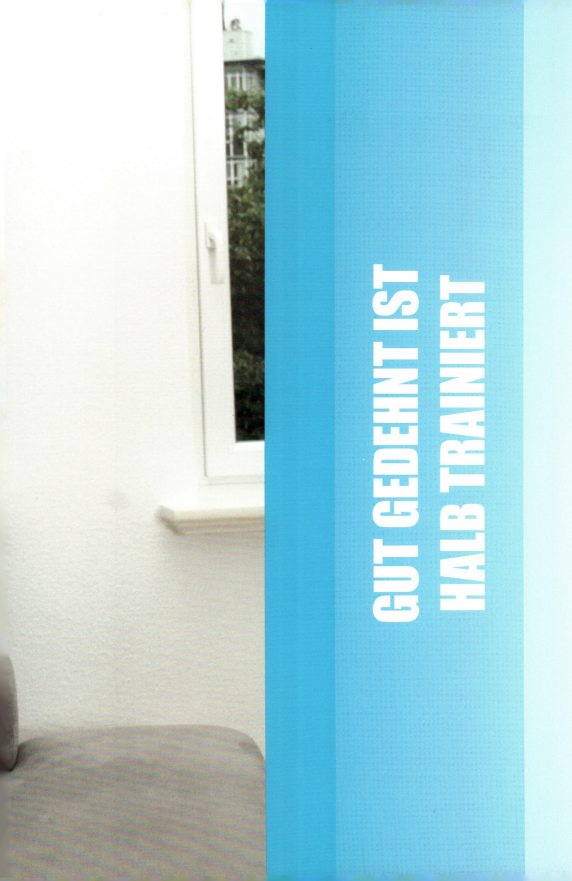

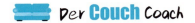

GUT GEDEHNT IST HALB TRAINIERT

Warum Muskeln auch vor und nach dem Training in die Mangel genommen werden sollten

„Ich bin so steif geworden", klagen manche Menschen, wenn ihnen am Frühstückstisch der Löffel runtergefallen ist. Sie kriechen mehr unter den Tisch, als sich zu bücken, um ihn wieder aufzuheben. Muskulatur und Sehnen sind so verkürzt, dass nur noch der Kniefall bleibt – oft gesehen bei Männern. Ist in dem Moment dummerweise die Freundin mit am Tisch, führt das oft genug zu Missverständnissen bei der Zukunftsplanung. Wer dann dem steifen Rücken die Schuld geben will, der hat entweder verloren oder kauft schnellstens zwei Eheringe.

Dabei erinnern sich alle noch deutlich daran, wie sie sich als Kinder gefühlt haben. Da war jeder mit seiner Beweglichkeit noch ein wahrer Schlangenmensch und hätte locker beim nächsten Wanderzirkus anfangen können. Heutzutage wirkt die ehemalige Schlängel-Schlange eher ausgestopft und das hat einen wesentlichen Grund: Wir sitzen zu viel.

Die wenigsten Menschen haben die ausreichende Bewegung, um alle Muskelgruppen und Sehnen flexibel in Schuss zu halten. Die Folge sind unter anderem Muskelverkürzungen. Die Muskulatur verzieht den Körper in alle möglichen Richtungen. Wir sitzen wie die Fragezeichen, klagen über Nacken- oder Schulterschmerzen und bekommen einen Krampf im hinteren Oberschenkel, wenn wir nur an Sport denken. Das Dilemma zieht sich weiter über die Brustmuskulatur, den unteren Rücken und sogar bis runter in die Waden.

Die Lösung für das Problem heißt „Dehnen". Auch vor jedem Trainingsstart sollten die Muskeln kurz aufgewärmt werden. Die nachfolgenden Übungen sind dafür gut. Dehnen sollten sich nicht nur Sportler, sondern ganz besonders auch diejenigen, die gerade erst wieder mit dem Sport anfangen. Dabei ist es bei vielen Sportarten noch wichtiger, nach dem Training zu dehnen als vor dem Training. Das Krafttraining gehört aus mehreren Gründen dazu. Durch die Belastung wird die Spannung im Muskel erhöht und dadurch die Durchblutung verschlechtert. Beim Training entstehen im Muskel verschiedene Stoffe, die mangels Durchblutung nicht so gut abtransportiert werden. Außerdem werden die Muskeln mit weniger Nährstoffen versorgt.

Gut gedehnt ist halb trainiert

Wer jetzt denkt: Auweia, da fange ich besser gar nicht erst mit dem Training an, der liegt falsch. Schließlich hüpft jemand wie Spider-Man sogar locker von Hauswand zu Hauswand. Die Erklärung für das lockere Muskelspiel: Auch Superhelden müssen sich dehnen. Die Durchblutung der Muskeln wird angeregt und sie verkürzen sich nicht. Schlackenstoffe werden abtransportiert und die Muskeln erholen sich. Beste Voraussetzungen für den Muskelaufbau und die Gelenkigkeit.

Damit das Dehnen nach dem Training auch wirklich guttut, gibt es ein paar simple Regeln. Die jeweilige Übung sollte 20 bis 30 Sekunden gehalten werden. Man spricht hier auch vom statischen Dehnen. Die Atmung läuft ganz normal und wird nicht etwa angehalten. Wenn eine leichte Spannung in den Muskeln zu spüren ist, dann ist das in Ordnung. Es sollte aber auf gar keinen Fall etwas wehtun. Zwischen den Dehnübungen kann man immer wieder mal die Muskulatur durch leichtes Ausschütteln entspannen – und schon ist man perfekt für den nächsten Muskeleinsatz vorbereitet – auch, wenn es nicht gleich der Spinnen-Sprung von Hauswand zu Hauswand ist.

Der **Couch** Coach

Dehnübungen vor und nach dem Sport

Die Kobra

Flach auf den Boden legen. Als Unterlage dient eine Yogamatte oder einfach der Teppich. Die Unterarme ruhen auf dem Boden parallel zum Körper. Den Oberkörper aufrichten und durchstrecken. Beim Aufrichten einatmen. 5 s in dieser Stellung bleiben. Dann den Oberkörper wieder absenken und ausatmen. Die Übung 5 x wiederholen.

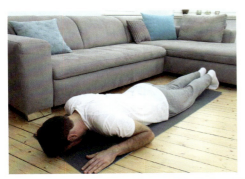
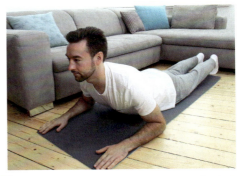
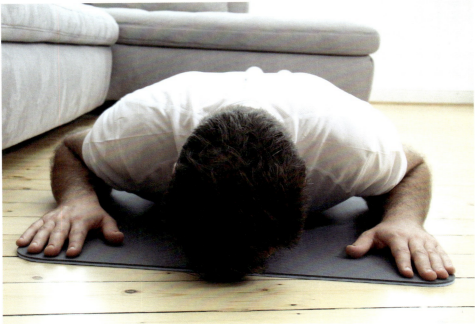

Gut gedehnt ist halb trainiert

Die Katze

Auf allen Vieren stehen und einatmen. Ausatmen und währenddessen den Rücken zum Katzenbuckel runden. Einatmen und den Rücken wieder absenken. Die Übung 5 x wiederholen.

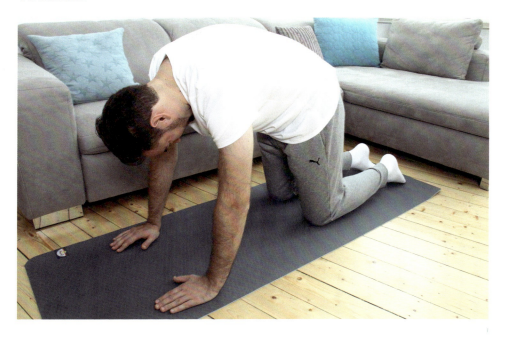

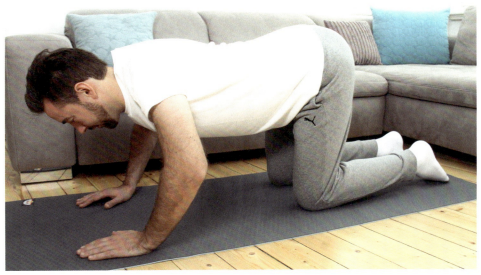

Der Beinheber

Auf allen Vieren stehen. Das rechte Bein gerade nach hinten strecken. Dann den Unterschenkel anwinkeln und 5 s in dieser Position halten. Anschließend das Bein wieder absenken und wieder auf allen Vieren stehen. Die Übung 5 x wiederholen und dann dasselbe noch mal mit dem linken Bein ausführen.

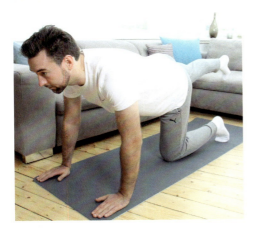
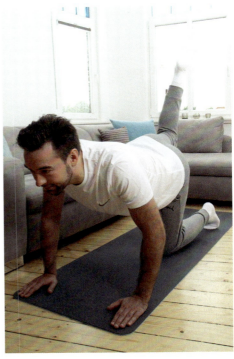

Gut gedehnt ist halb trainiert

Hüftbeuger dehnen

Den rechten Fuß vorsetzen, sodass Oberschenkel und Unterschenkel einen rechten Winkel bilden. Das linke Bein nach hinten setzen und durchstrecken. Gleichzeitig das Becken nach vorn drücken. Die Dehnung ist an der linken Hüfte spürbar. Die Position 20 s halten. Danach das linke Bein vorsetzen, das rechte Bein zurückstrecken und die rechte Hüfte dehnen. Die Übung 3 x wiederholen.

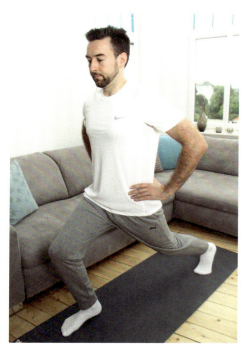
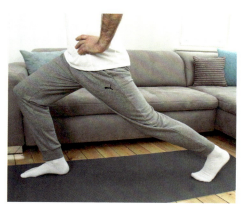

Inneren Oberschenkel dehnen

Aufrecht hinstellen. Das linke Bein zu Seite stellen und im Knie anwinkeln. Das rechte Bein zur Seite abspreizen und durchstrecken. Das Gewicht auf das linke Bein verlagern und den Körper nach links bewegen. Die Dehnung ist auf der Innenseite des rechten Oberschenkels spürbar. Diese Position 20 s halten. Danach das rechte Bein zur Seite stellen, im Knie anwinkeln und die Übung für das linke Bein machen. Die Übung 3 x wiederholen.

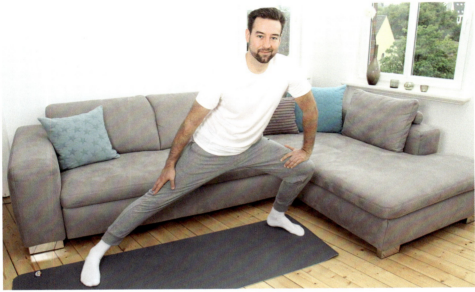

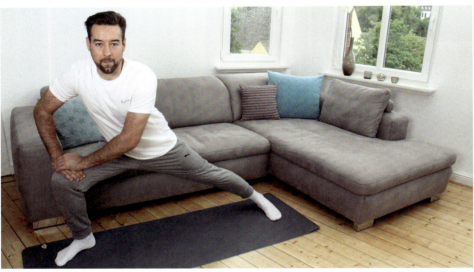

Gut gedehnt ist halb trainiert

Alles fallen lassen

Aufrecht mit erhobenem Kopf hinstellen. Einatmen. Dann den Kopf und die Schultern sacken lassen. Dabei hörbar ausatmen. Die Arme und der Kopf hängen locker nach unten. Die Muskeln lassen locker. Die Arme pendeln leicht hin und her. Die Position 5 s halten. Dann einatmen und wieder aufrichten. Die Übung 5 x wiederholen.

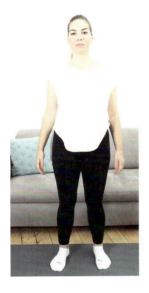
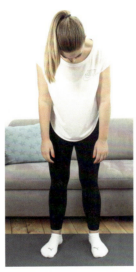
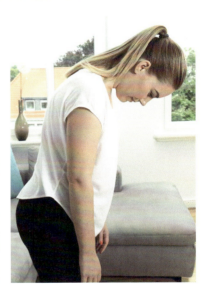

Rumpfbeuge

Aufrecht hinstellen. Einatmen. Den Oberkörper nach vorn beugen und dabei ausatmen. Die Arme locker hängen lassen. So weit nach unten strecken, wie es problemlos geht. Bei Bedarf die Knie leicht beugen. In dieser Position 5 s bleiben. Einatmen und wieder aufrichten. Die Übung 5 x wiederholen.

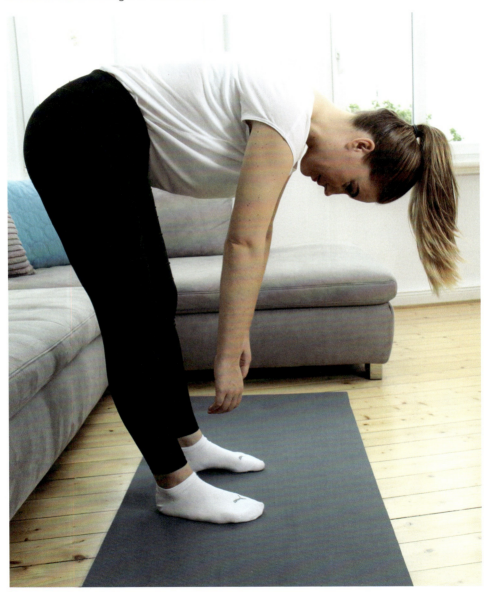

Arm und Seite strecken

Aufrecht hinstellen. Beide Arme hängen entspannt neben dem Körper. Den linken Arm heben und dabei hörbar einatmen. Strecke dich dann – soweit es problemlos geht – nach oben zur Zimmerdecke. Diese Position 5 s halten. Dann den Arm senken und dabei ausatmen. Die Übung 5 x wiederholen. Danach dasselbe mit dem rechten Arm.

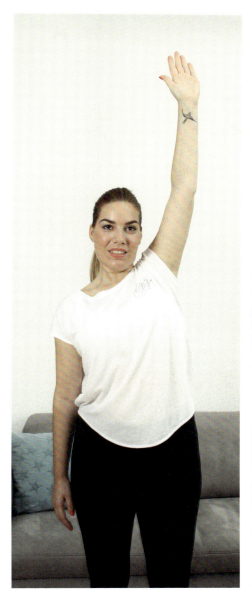
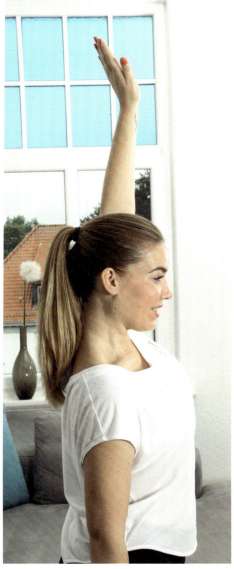

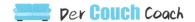

Rumpfstrecker

Aufrecht hinstellen, die Arme anheben und über dem Kopf verschränken. Die Handflächen fassen ineinander. Die Arme zur Zimmerdecke strecken und tief einatmen. Dann zur linken Seite dehnen und hörbar ausatmen. Diese Position 5 s halten. Einatmen und zur Mitte zurückkommen. Die Arme strecken, ausatmen und zur rechten Seite dehnen. Diese Position 5 s lang halten. Einatmen und zur Mitte zurückkommen. Die Übung 5 x wiederholen.

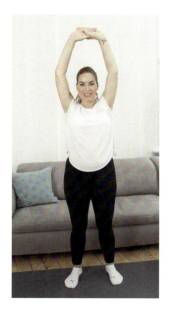
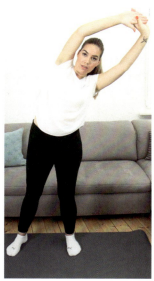
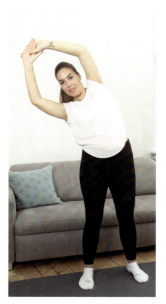

Beinheber und Hüftbeuger

Ausgestreckt auf den Boden legen. Als Unterlage dient eine Yogamatte oder ganz einfach der Teppich. Die Arme liegen entspannt neben dem Körper. Das rechte Bein anheben und anwinkeln. Dabei tief einatmen. Das Bein so weit zur Hüfte führen, wie es problemlos möglich ist. Diese Position 5 s halten. Das Bein wieder ablegen und ausatmen. Die Übung 10 x wiederholen. Dann ist das linke Bein dran.

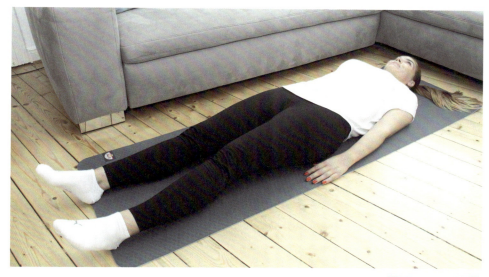

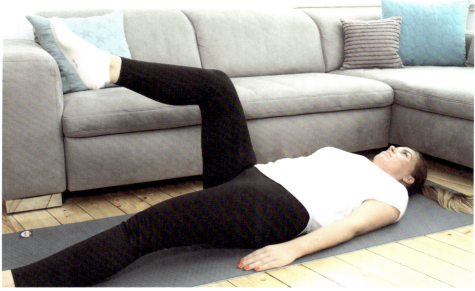

Wadenmuskulatur dehnen

Aufrecht hinstellen und die Arme heben. Ein Punkt zum Auflegen der Hände und Abstützen suchen (Wand, Türrahmen). Das linke Bein nach vorn setzen, das rechte Bein nach hinten. Das linke Knie durchbeugen und das Körpergewicht auf das linke Bein verlagern. Das rechte Bein strecken. Die Dehnung ist in der Kniekehle und in der Wade spürbar.Die Position 20 s lang halten. Die Übung 3 x wiederholen. Dann die Seite wechseln.

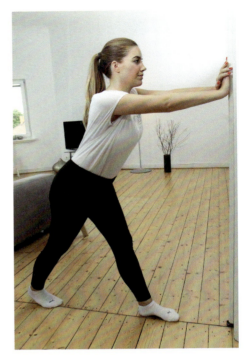

Oberschenkelmuskulatur dehnen

Aufrecht hinstellen und mit der linken Hand am Türrahmen oder einer Wand abstützen. Das rechte Bein nach hinten anwinkeln und den Fuß mit der Hand umfassen. Die Ferse in Richtung Po ziehen, bis im Oberschenkel ein leichtes Ziehen spürbar ist. Diese Position 20 s lang halten und das Bein wieder absenken. Die Übung 3 x wiederholen. Dann die Seite wechseln.

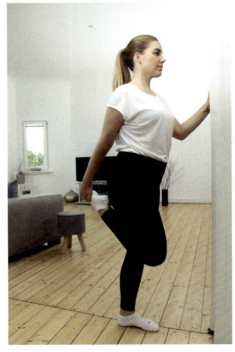

Brustmuskulatur dehnen

Aufrecht hinstellen und einen Punkt zum Abstützen für die Hand suchen (Türrahmen, Wand etc.). Den linken Arm heben und die Hand am Abstützpunkt flach auflegen. Den Körper von der Schulter wegdrehen. Die Dehnung ist in der Schulter und in der Brustmuskulatur spürbar. Diese Position 20 s halten. Die Übung 3 x ausführen. Danach die Seite wechseln und die Übung mit dem rechten Arm wiederholen.

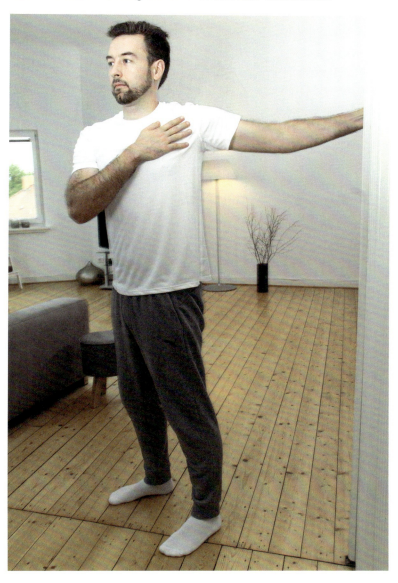

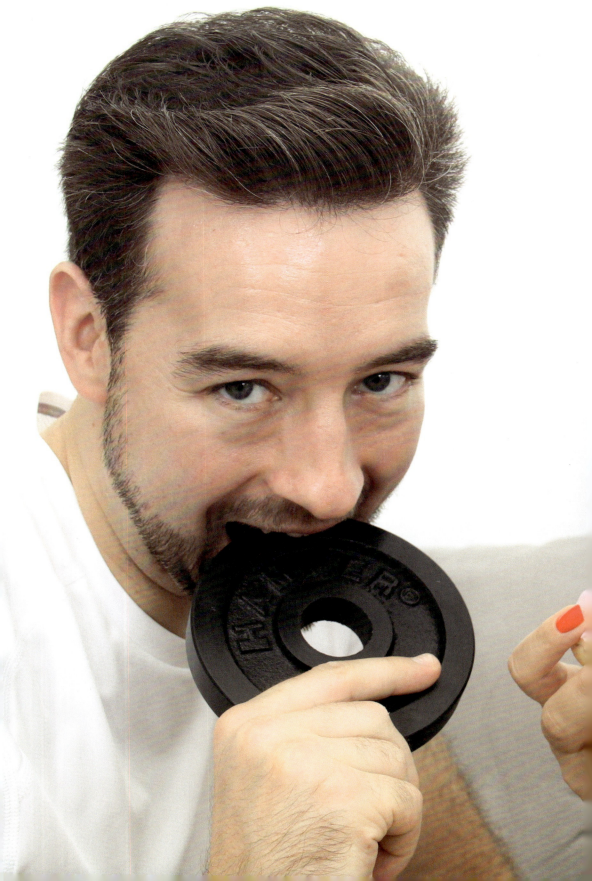

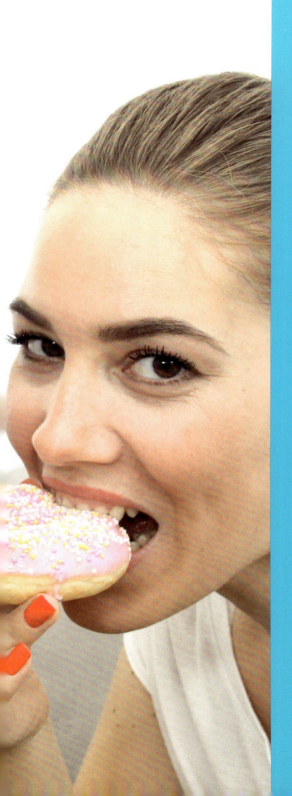

DER VIER-WOCHEN-CHECK

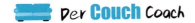

DER VIER-WOCHEN-CHECK

„Was ist mein Ziel und habe ich überhaupt eins?" Mit dieser Ankreuzliste hast du vor dem Beginn deines „Couch Coach"-Trainings geguckt, was für den Anfang der beste Trainingsbereich für dich wäre.

Nach vier Wochen wollen wir nun sehen, ob das für dich die richtige Wahl war, ob du dich beim Training wohlfühlst, Trainingserfolge hast und welche Ernährungssäule für dich die richtige ist. Vielleicht hast du inzwischen ja auch gemerkt, dass du mehr trainieren möchtest oder dein Gewicht reduzieren willst. Dafür ist die nun folgende Liste da. Du kannst sie immer nach vier Wochen Training nutzen, um deinen Trainingsstand zu überprüfen.

Wie schon beim ersten Check kann auch hier pro Frage eine Antwort gewählt werden. Es geht schon wieder nicht darum, wer die höchste Punktzahl bekommt. Die Summe der einzelnen Punkte ergibt dann den besten Trainings- und Ernährungsbereich für dich.

Viel Spaß beim Ausfüllen!

Der Vier-Wochen-Check

Wie war das Training bisher für mich?

- Ich könnte mich dran gewöhnen.   ✲
- Ich freue mich auf den „Couch Coach", wenn ich nach Haus komme.   ✲✲
- Am liebsten würde ich mit den Fußmanschetten schlafen gehen.   ✲✲✲

Das Training empfinde ich

- noch als anstrengend.   ✲
- als wohltuend.   ✲✲
- Warum zum Geier habe ich das nicht schon längst gemacht?   ✲✲✲

Die Anzahl der Wiederholungen ist

- gefühlt der längste Countdown, den ich je erlebt habe.   ✲
- für mich genau richtig.   ✲✲
- Ich trainiere immer noch, während ich das hier ausfülle.   ✲✲✲

Die Gewichtsgröße ist

- nach einer Zeit sehr schwer.   ✲
- für mich genau richtig.   ✲✲
- Mehr davon!   ✲✲✲

Beim Training habe ich

- große Lust, den Notarzt anzurufen.   ✲
- stärkere Atmung und leichten Schweiß auf der Stirn.   ✲✲
- überlegt, warum mein Puls so niedrig ist.   ✲✲✲

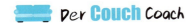 **Der Couch Coach**

Nach dem Training fühle ich mich

- ziemlich ausgelutscht. *
- wohl und ausgeglichen. **
- Könnte noch drei Stunden so weitergehen. ***

Beim oder nach dem Training tut mir Folgendes weh:

- Muskeln, Gelenke, Sehnen oder Rücken. *
- Muskelkater – ist aber o.k. **
- Ich verstehe die Frage nicht. ***

Nach vier Wochen Training

- suche ich erst mal den, der mir dieses Buch geschenkt hat. *
- habe ich mehr Lust auf Sport bekommen. **
- überlege ich, als „Couchonator" nach Hollywood zu gehen. ***

Punkte zusammenzählen und Ergebnis aufschreiben: ……… Punkte.

Die Auswertung gibt es auf der nächsten Seite.

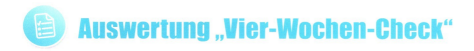
Auswertung „Vier-Wochen-Check"

Ist meine Trainingssäule für mich richtig und kriege ich mehr zu essen?

8 bis 12 Punkte

Du solltest bis zum nächsten „Vier-Wochen-Check" in deiner Trainingssäule bleiben. Das Training ist genau richtig für den Aufbau deiner Grundkondition und der Muskulatur. Du integrierst den „Couch Coach" gut in deinen Alltag. Je länger du trainierst, desto mehr Erfolgserlebnisse wirst du haben. Der Trainingsbereich 1 passt zu deinem Lebensstil und schränkt dich nicht ein. Das gilt auch für die Ernährungssäule „Volles Programm". Falls du dein Gewicht reduzieren möchtest, kannst du in die Ernährungssäule „Mittendrin" wechseln. Warum nicht jedes Essen gleich vom Körper verwertet wird und woher der Heißhunger kommt, wird auf Seite 108 erklärt.

13 bis 17 Punkte

Du könntest überlegen, in die Trainingssäule 3 zu wechseln, um weiter Muskulatur und Kondition aufzubauen oder bis zum nächsten „Vier-Wochen-Check" in deinem Trainingsbereich bleiben. Dein Körper hat auf das Training angesprochen. Das Verhältnis von Gewicht, Art der Übungen und Wiederholungen passt zueinander. Du hast keine Beschwerden und fühlst dich wohl. Deine Ernährung passt zu deinem Lebensstil und Trainingsumfang. Falls du trotzdem dein Gewicht reduzieren willst, kannst du in die Ernährungssäule 3 „Leicht ist gar nicht so schwer" wechseln. Warum dein Körper sein Gewicht hält, obwohl du dich bewegst und normal weiter ernährst, wird auf Seite 80 erklärt.

18 bis 24 Punkte

Du hast gut auf das Training angesprochen. Muskeln, Sehnen und Gelenke laufen rund und sind mit den Gewichten und Wiederholungen einverstanden. Um deinen Trainingsumfang zu steigern, kannst du entweder das Gewicht erhöhen oder die Zahl der Wiederholungen. Das Gewicht an den Hanteln sollte langsam gesteigert werden – ein Kilogramm bis anderthalb Kilogramm pro Hantel. Auch das Gewicht der Fußmanschetten kann moderat gesteigert werden. Beim Training setzt du zunächst nur einen Durchgang oben drauf – nicht einen ganzen Satz von mehreren Durchgängen. Geht das problemlos, kannst du weitere Durchgänge aufstocken. Falls du dein Gewicht reduzieren willst, könntest du in die Ernährungssäule 3 „Leicht ist gar nicht so schwer" wechseln – es sei denn, du bist schon dort. Die Zusammenhänge zwischen Nahrung, Körpergewicht und Muskulatur werden auf Seite 80 erklärt.

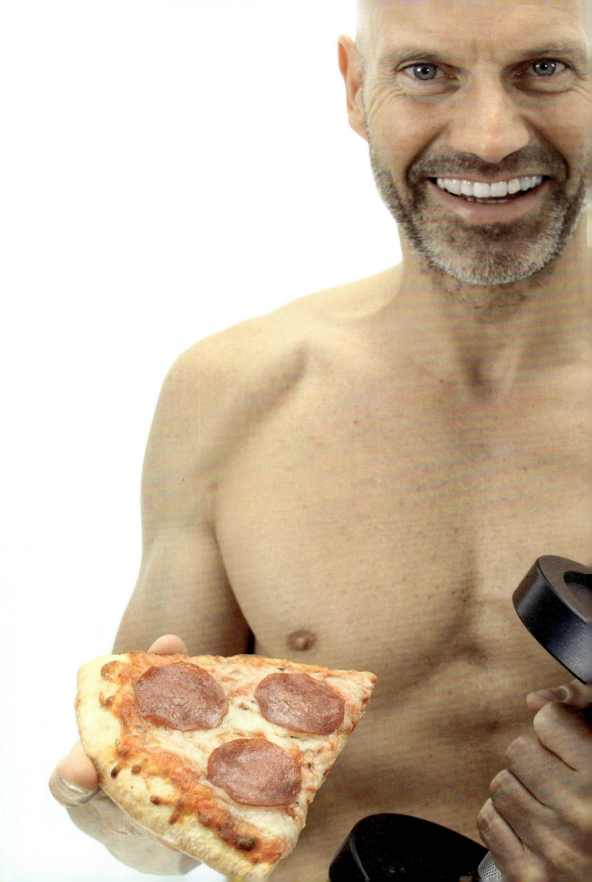

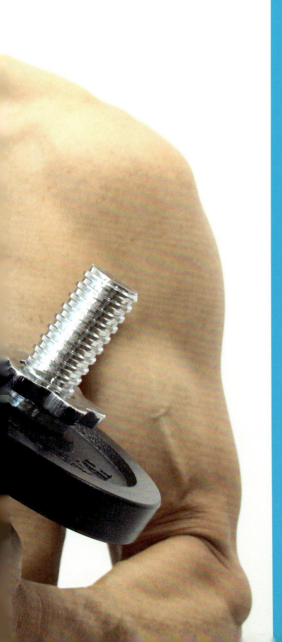

SALAMI-PIZZA UND SPORT SIND KEINE NATÜRLICHEN FEINDE

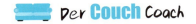 Der Couch Coach

SALAMI-PIZZA UND SPORT SIND KEINE NATÜRLICHEN FEINDE

„Wenn ich mit Sport anfange, darf ich nicht mehr das essen, was ich sonst gegessen habe." Diese Vorstellung schreckt viele Leute davon ab, überhaupt erst mit dem Sport zu beginnen. Aber stimmt das überhaupt? Die Antwort ist: Nein. Es gibt auch ein Leben nach dem Sport und die Salami-Pizza ist nicht der natürliche Feind des Fitnesstrainings.

Allem voran steht ganz einfach die Frage: Was will ich mit dem Sport erreichen? Will ich mich einfach nur ein bisschen bewegen, weil ich mich unwohl fühle und mir das guttun würde? Will ich meine Muskeln und Sehnen in Schwung bringen und Muskulatur aufbauen? Oder will ich meinen Körper in Form bringen und gleichzeitig Gewicht reduzieren, damit das Ergebnis auch sichtbar ist und ich gesünder lebe?

Und ebenso einfach ist die Antwort auf diese Frage: Die Art und die Menge des Essens ist abhängig von meinem Trainingsziel, meiner aktuellen Muskulatur und meinem täglichen Bewegungspensum. Denn unser Körper funktioniert nur, wenn er über die Nahrung genügend Energie bekommt, die er nutzen kann. Die Organe benötigen diesen Treibstoff ebenso wie beispielsweise das Gehirn – und vor allem auch die Muskeln. Sie verbrennen bestimmte Nährstoffe – wie zum Beispiel Glukose (Zucker) und auch Fett. Werden die Muskeln nicht bewegt oder bilden sich mangels Bewegung zurück und der „Treibstoff" wird trotzdem zugeführt, dann weiß der Körper nicht wohin damit – und steckt einen Teil davon in die bekannten Fettpolster an Bauch, Hüfte und anderswo.

Man kann sich das vorstellen wie das Verhältnis zwischen Benzintank und Motor. Wenn ich die ganze Zeit Benzin in den Tank nachfülle, aber der Motor das Benzin nicht verbrennt, dann läuft der Tank irgendwann über. Da das Auto keine Fettpolster hat, landet der Treibstoff in dem Fall auf dem Fußboden und nicht auf den Hüften.

Die Menge der verbrannten Energie ist also unter anderem abhängig von der vorhandenen Muskulatur und der Menge der Bewegung. Werden die Muskeln viel und regelmäßig bewegt, verbrennen sie dabei auch viel Energie. Der sogenannte Energieumsatz im Körper stimmt und was an „Benzin in den Tank kommt, wird vom Motor während der Fahrt verbrannt".

Ähnlich ist das mit der Salami-Pizza. Wenn ich eine ganze Pizza esse, aber mein Körper mangels Bewegung nur die Hälfte der Energie verbrennen kann, muss die andere Hälfte der Pizza irgendwo hin. Anders ausgedrückt: Wenn ich nur den Käse verbrenne, landet die Salami im Fettpolster auf Bauch und Hüften. Verbrenne ich allerdings durch Bewegung mehr Energie als in der Pizza steckt und achte beim Essen darauf, dass ich keine überschüssige Energie nachbunkere, dann bleibt dem Körper nur eine Möglichkeit: Er zieht die geparkte Salami wieder aus den Fettpolstern ab, damit der Körper weiterlaufen kann.

Die Folge: Das Fett wird weniger und das Körpergewicht sinkt. Durch die Bewegung baut sich weitere Muskulatur auf, es wird noch mehr Energie verbrannt, der Körper holt sich noch mehr Salami aus den Fettpolstern. Voraussetzung ist allerdings, dass über das Essen keine überschüssige Energie zugeführt wird. Auch die Inhaltsstoffe der Ernährung wie ungesättigte Fettsäuren, Salat, Ballaststoffe und anderes spielen dabei eine Rolle.

Die gute Nachricht ist also: Wer Sport macht, kann trotzdem Pizza essen. Solange die zugeführte Energie über Bewegung wieder abgebaut wird, landet die Salami nicht im Fettpolster. Und wer auf das Verhältnis zwischen Bewegung und Ernährung achtet, wird schnell feststellen, dass er Körperfett verliert und Muskulatur aufbaut – was sich dann auch mit einer sinkenden Zahl auf der Waage bemerkbar macht, falls man dieses Ziel hat.

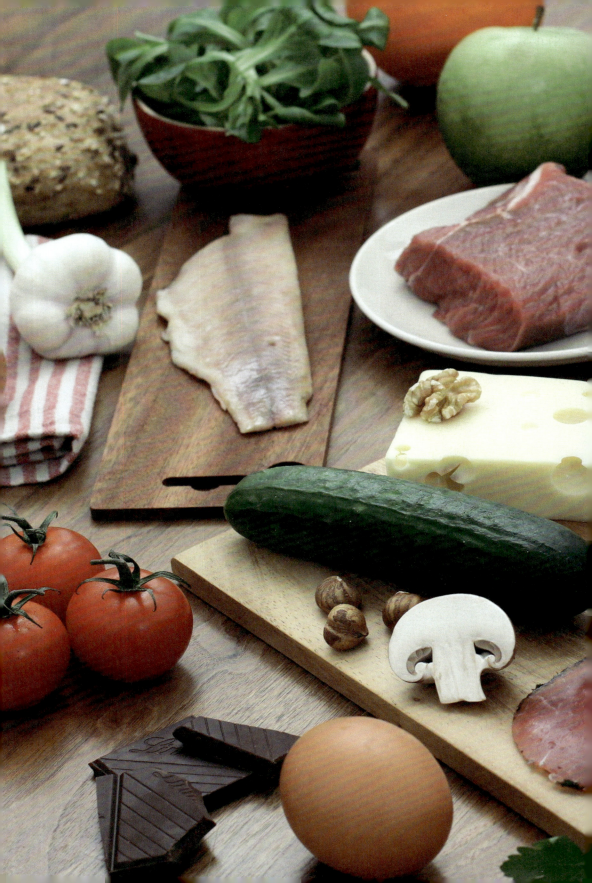

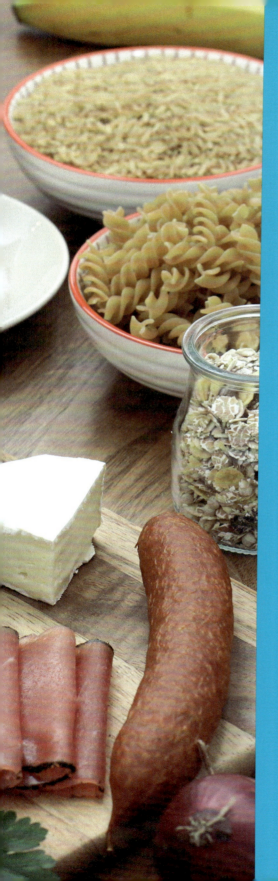

FÜR JEDEN GESCHMACK DAS RICHTIGE

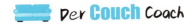

FÜR JEDEN GESCHMACK DAS RICHTIGE

Die drei Ernährungssäulen von „Couch Coach"

Essen ist nicht gleich Essen, aber eines sollte doch bei jedem Essen gleich sein: Es muss schmecken und Spaß machen. Für den „Couch Coach" haben wir dir deshalb verschiedene Rezepte zusammengestellt, die in drei Ernährungssäulen aufgeteilt sind: „Volles Programm", „Mittendrin" und „Leicht ist gar nicht so schwer". Alle drei Säulen bieten auf ihre eigene Art leckere Ideen für Frühstück, Mittag- und Abendessen. Der einzige Unterschied: Sie sind mal mehr gehaltvoll und mal weniger.

„Volles Programm" bietet mit reichlich Kalorien den richtigen Ansatz, um rund um sich rum zu schlemmen und das Körpergewicht ganz einfach zu ignorieren. Wer sein Gewicht halten und sich trotzdem was Leckeres gönnen will, der ist bei „Mittendrin" richtig. Und wer ein paar Pfunde loswerden will, ohne gleich auf jeglichen Genuss zu verzichten, der ist bei „Leicht ist gar nicht so schwer" gut aufgehoben. Alle drei Ernährungssäulen haben die passenden Kalorienzahlen. Jedes Rezept ist für eine Person ausgelegt. Wer für mehrere Leute kochen will, erhöht die angegebenen Mengen der Zutaten entsprechend der Personenzahl.

Die Grundidee von „Couch Coach" ist, Sport und Ernährung entspannt und einfach in unseren Alltag zu integrieren. Wir haben bei den Rezepten deshalb ganz bewusst darauf geachtet, dass sie schnell und möglichst unkompliziert zuzubereiten sind. Wer Fleisch nicht mag, der kann es bei den jeweiligen Gerichten durch vegetarische Produkte ersetzen oder lässt es einfach weg. Als Ersatz für Zucker eignen sich sehr gut Agavendicksaft oder Honig. Wer will, kann nach Lust und Laune die frischen Zutaten in den Rezepten durch Tiefkühlware oder Dosenprodukte austauschen – oder anders herum. Insgesamt gibt es 27 Rezepte für jede Tageszeit. Für Veganer haben wir einen eigenen kleinen Block mit Rezepten angelegt. Für welche der drei Ernährungssäulen auch immer du dich entscheidest: Sie passt auf jeden Fall zu deinem Trainingswunsch, den du über die Abfrage-Bögen im vorderen Teil von „Couch Coach" ermittelt hast. Wir wünschen dir viel Spaß beim Kochen und guten Appetit!

Für jeden Geschmack das Richtige

Die fette Säule – Volles Programm

Frühstück

„Armer Ritter" mit Bacon und Käse

Die herzhafte Variante zum süßen Klassiker – unbedingt probieren!

Pro Portion: ca. 960 Kalorien **Zeit:** 15 Minuten

Zutaten

- 2 große Scheiben Weißbrot oder Toast
- 4 Scheiben Bacon
- 2 große Scheiben Käse
- 1 kleine rote Zwiebel
- 1 Ei
- 50 ml Milch
- je 1 TL Öl und Butter zum Braten
- Salz und Pfeffer
- etwas Rucola zum Garnieren

Zubereitung

Die Zwiebel schälen und in feine Ringe schneiden. Den Bacon in einer beschichteten Pfanne knusprig braten. Das Ei und die Milch mit etwas Salz und Pfeffer verquirlen und in einen tiefen Teller gießen. Die beiden Scheiben Brot jeweils mit einer Seite in die Eimasse legen, so dass sie gut getränkt sind. Das Brot mit der getränkten Seite nach unten auf einen bereitgestellten Teller legen. Die beiden Oberseiten abwechselnd mit Käse, Zwiebelringen und dem krossen Bacon belegen. Danach das Brot so zusammenklappen, dass die beiden getränkten Seiten außen sind. Das so entstandene Sandwich von beiden Seiten mit Öl und Butter in der Pfanne goldbraun braten. Mit Rucola garnieren und sofort heiß genießen – ein Träumchen!!!

 Du kannst bei diesem Rezept auch beliebig mit den Zutaten „spielen" - je nachdem, was Du gerade verwerten möchtest: Roggen- anstatt Weißbrot, Schinken anstatt Bacon...

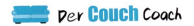 Der Couch Coach

Omelett mit Schinken und Käse

Ei, Ei, Ei...

Pro Portion: ca. 800 Kalorien   **Zeit:** 15 Minuten

Zutaten

- 3 große Eier
- 2 EL Milch
- 2 Scheiben Käse
- 2 Scheiben gekochter Schinken
- Schnittlauch (so viel du willst)
- 1 EL Butter zum Braten
- 1 EL Butter zum Brötchen
- Salz und Pfeffer
- 1 Lieblingsbrötchen

Zubereitung

Die Eier zusammen mit Salz, Pfeffer und der Milch verquirlen. Käse und Schinken in feine Streifen und den Schnittlauch in kleine Röllchen schneiden. Butter in einer beschichteten Pfanne schmelzen und leicht bräunen. Eiermischung in die Pfanne gießen. Mit einem Pfannenwender das Ei so lange in der Pfanne bewegen, bis es sämig wird. Dann gleichmäßig verteilen und nicht mehr bewegen. Schinken, Käse und Schnittlauch auf dem Omelett verteilen. Ca. 2 min stocken lassen. Das Omelett vom Pfannenboden lösen und vorsichtig zusammenklappen. Vom Herd nehmen und mit geschlossenem Deckel weitere 1-2 min ziehen lassen. Lieblingsbrötchen halbieren und großzügig mit Butter bestreichen. Fertiges Omelett aus der Pfanne auf einen Teller gleiten lassen und sofort essen – herrlich!!!

 Probiert mal aus, den gebündelten Schnittlauch mit einer Schere zu schneiden – geht super!

Für jeden Geschmack das Richtige

Amerikanisches Frühstück

Der Klassiker unter den Frühstücken – echt fett und echt lecker!!!

Pro Portion: ca. 1.000 Kalorien

Zeit: 15 Minuten

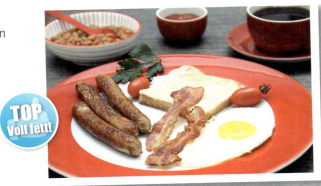

Zutaten

- 1 Ei
- 3 Scheiben Bacon
- 3 kleine Bratwürstchen
- 1 Tasse Baked Beans aus der Dose
- 2 Scheiben Toast
- 1 EL Butter
- 1 EL Ketchup
- 1 TL Fett zum Braten

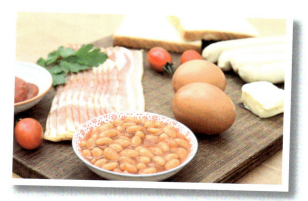

Zubereitung

Baked Beans – ohne Dose ;) – langsam in einem Topf erhitzen. Währenddessen den Bacon zusammen mit den Bratwürstchen mit wenig Fett in einer Pfanne knusprig braten. Das Ei über einer separaten Pfanne aufschlagen und mit etwas Fett je nach Vorliebe mehr oder weniger knusprig brutzeln. Parallel die beiden Scheiben Weißbrot im Toaster rösten und danach mit Butter bestreichen. Alle Zutaten auf einem Teller arrangieren, kurz mit geschlossenen Augen eine Nase des umwerfend würzigen Dufts nehmen und das herzhafte Frühstück ganz nach US-Manier mit Ketchup genießen!

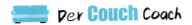 Der Couch Coach

Mittagessen

Gnocchipfanne mit Hähnchenbrustfilet, Erbsen, Möhren und Parmesan

Würzig und rasant!

Pro Portion: ca. 900 Kalorien   **Zeit:** 15 Minuten

Zutaten

- 200 g Gnocchi (fertig aus dem Kühlregal)
- 150 g Hähnchenbrustfilet
- 50 g Erbsen und Möhren (Dose)
- Fett zum Braten
- 50 ml Sahne
- Parmesan (fertig gehobelt aus der Tüte)

Zubereitung

Das Hähnchenbrustfilet kurz abbrausen, trocken tupfen und in Streifen schneiden. Fett in der Pfanne erhitzen. Die Hähnchenstreifen rundherum goldbraun anbraten, aber nicht zu lange – sonst wird das Fleisch trocken. Mit ein wenig Salz und Pfeffer würzen. Das Fleisch aus der Pfanne nehmen. Die Erbsen und Möhren in der Pfanne erhitzen. Die Gnocchi dazugeben, den Pfanneninhalt gut durchrühren. Dann das Fleisch wieder dazugeben. Mit einem schönen Schwung Sahne verfeinern und alles zusammen kurz durchwärmen. Auf dem Teller mit ordentlich Parmesan garnieren – Wahnsinn!

Für jeden Geschmack das Richtige

Vollkornspaghetti mit Stremellachs

Voll gesund und voll lecker!

Pro Portion: ca. 950 Kalorien   **Zeit:** 15 Minuten

Zutaten

- 125 g Vollkornspaghetti
- 125 g Stremellachs
- 3 EL rotes Pesto (fertig aus dem Glas)
- etwas frischer Parmesan am Stück
- Salz und Pfeffer

Zubereitung

Die Spaghetti nach Packungsanleitung kochen, bis sie „al dente" – also bissfest – sind. In der Zwischenzeit den Stremellachs in mundgerechte Stücke zupfen. Den Parmesan fein hobeln. Die Spaghetti abgießen und dabei etwa 2 EL Kochwasser auffangen. Das Pesto mit dem Kochwasser und den Spaghetti vermischen. Vorsichtig den Stremellachs unterheben. Auf einem tiefen Teller anrichten und mit dem Parmesan bestreuen. Köstlich!!!

Als Stremellachs bezeichnet man heiß geräucherten Lachs. Den bekommst du im Fischgeschäft oder auch abgepackt in fast jedem Supermarkt.

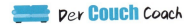 **Der Couch Coach**

Pizza Grande mit extra viel Käse

Knusprige Verführung

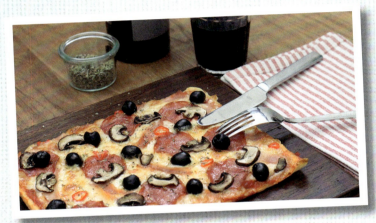

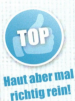
Haut aber mal richtig rein!

Dies ist ein schnelles Rezept mit fertigem Pizzateig aus dem Supermarkt und vielen leckeren Zutaten.

Wenn es noch schneller gehen soll: Bestell einfach beim Lieferservice deine Lieblingspizza und bleib gemütlich auf dem Sofa!
(Eiskalte Cola beim Bestellen nicht vergessen …)

Pro Portion: ca. 1.050 Kalorien   **Zeit:** 30 Minuten

Zutaten

- ⅓ Rolle Pizzateig (fertig aus dem Kühlregal)
- 100 g Pizza-Tomatensoße, pikant
- 150 g Pizzakäse (geraspelt)
- 9 kleine Scheiben Salami
- 1 Scheibe Kochschinken

Für jeden Geschmack das Richtige

- 2 mittelgroße Champignons
- 14 schwarze Oliven, ohne Stein
- italienische Kräuter, getrocknet

Zubereitung

Backofen auf 220° C Ober-/Unterhitze vorheizen. Teig mit dem Backpapier entrollen und ca. ⅓ des Teigs auf das Backblech legen. Zuerst die Tomatensoße auf dem Teig verteilen und dann den gesamten Käse. Den Schinken in Streifen schneiden. Die Champignons putzen und in dünne Scheiben schneiden. Salami, Schinken, Champignons und Oliven gleichmäßig auf dem Teig verteilen. Im Backofen auf der untersten Schiene 12-15 min backen, bis die Pizza goldbraun und knusprig ist.

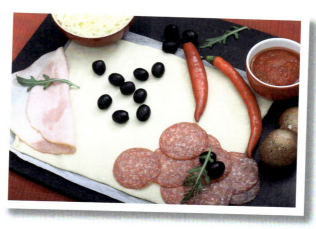

Ja, eine original italienische Pizza hat einen dünnen Teig und ist spärlich belegt. Aber wir wollen hier nicht kleckern, sondern klotzen und es gilt mal nicht „Weniger ist mehr". Lediglich bei der Reihenfolge der Zutaten haben wir uns an den Italienern orientiert: Zuerst kommt die Tomatensoße, dann der geriebene Käse und erst zum Schluss der Belag.

Selbstverständlich kannst du die Zutaten individuell reduzieren oder austauschen. Und was von der fertigen Pizza übrigbleibt, schmeckt auch super am nächsten Tag!

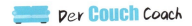 Der Couch Coach

Abendessen

Der Couch-Burger mit allem Drum und Dran

Egal, ob er nun eine deutsche oder amerikanische Erfindung ist: Wir lieben ihn in allen Varianten!

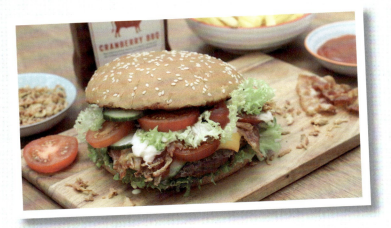

Dieses Rezept ist durch die Balsamicozwiebeln zwar ein bisschen aufwendiger, aber soooooo lecker!!!

Pro Portion: ca. 1.000 Kalorien   **Zeit:** 20 Minuten

Zutaten

- 1 großes Hamburgerbrötchen (Bun)
- 1 große Hamburgerfrikadelle (Patty – küchenfertig, tiefgekühlt)
- 3 Scheiben Bacon
- 1 große Scheibe Käse
- 1 mittelgroße Tomate
- 4 Scheiben Avocado (schön reif)

Für jeden Geschmack das Richtige

- 2-3 Spritzer Zitronensaft
- 1-2 Salatblätter
- 4 Scheiben Gurke (frisch oder eingelegt, ganz wie du magst)
- 1 TL Fett zum Braten
- 1 kleine rote Zwiebel
- 2 EL Balsamicocreme
- 1 EL Rotwein
- 1 EL Öl
- 1 Prise Zucker
- 2 EL Röstzwiebeln
- Ketchup
- Mayonnaise

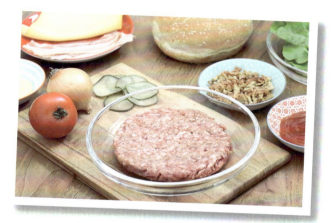

Zubereitung

Die rote Zwiebel in feine Ringe schneiden und mit dem Olivenöl in einem kleinen Topf glasig dünsten. Die Balsamicocreme mit dem Rotwein dazugießen. Mit einer Prise Zucker verrühren und zugedeckt ca. 10 min leicht köcheln lassen. Das Patty (so nennt man die flache Hamburgerfrikadelle) mit Salz und Pfeffer würzen. Zusammen mit dem Bacon in einer Pfanne mit etwas Fett nach Packungsanleitung knusprig braten. Währenddessen die Tomate und die (geschälte) Avocado in Scheiben schneiden. Die Avocado mit dem Zitronensaft beträufeln, damit sie nicht braun wird. Tomate und Avocado mit dem geputzten Salat und den Gurken auf einem Teller zurechtstellen. Die beiden Brötchenhälften mit der Schnittfläche nach unten in einer heißen Pfanne kurz anrösten. Die untere Hälfte des Brötchens mit Ketchup bestreichen. Nacheinander den Salat, die Röstzwiebeln, das heiße Patty, den Käse, den Bacon, die Avocado, die Gurken und die Tomaten übereinanderschichten. Zum Schluss die Balsamicozwiebeln darüber verteilen und die obere Hälfte des Brötchens mit der Mayonnaise als Deckel auf den Burger-Turm legen.

Wem dieser Mega-Burger noch nicht genug ist, ergänzt ihn noch mit knusprigen Pommes – natürlich wieder mit Ketchup und Mayo!

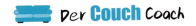 Der Couch Coach

Kartoffel-Chicorée-Gratin mit Serrano-Schinken

Würzig, lecker und echt heiß!

Pro Portion: ca. 950 Kalorien   **Zeit:** 30 Minuten

Zutaten

- 4 mittelgroße Kartoffeln, festkochend
- 2 Chicorée
- 2 Scheiben Serrano-Schinken
- 50 g würziger Käse, gerieben
- 100 ml Sahne
- 50 ml Milch
- ½ Knoblauchzehe
- 1 TL Butter
- Salz und Pfeffer
- Muskatnuss, gerieben

Zubereitung

Backofen auf 200° C Umluft vorheizen. Die Kartoffeln schälen und in dünne Scheiben schneiden. Den Chicorée putzen und in kochendem Salzwasser einige Minuten garen. Währenddessen die Sahne mit der Milch und etwas Salz, Pfeffer und Muskatnuss kurz aufkochen. Den Knoblauch pressen und unterrühren. Die Kartoffelscheiben dazugeben und kurz mit aufkochen lassen.

Eine passende Auflaufform mit einem TL Butter einfetten und die Kartoffel-Sahne-Mischung einfüllen. Dabei etwas von der Soße zur Seite stellen. Den Chicorée abgießen, gut abtropfen lassen. Jeweils mit einer Scheibe Schinken umwickeln und als oberste Schicht in die Auflaufform legen. Mit der restlichen Soße übergießen und mit dem geriebenen Käse bestreuen. Im Ofen ca. 20 min überbacken und anschließend heiß servieren – Schicht für Schicht ein Hochgenuss!

Für jeden Geschmack das Richtige

Bauernbrot à la Caprese

Viva Italia!

Pro Portion: ca. 900 Kalorien **Zeit:** 10 Minuten

Zutaten

- 1 dicke Scheibe Bauernbrot (z. B. Roggenmisch- oder Sauerteigbrot)
- 1 Kugel Büffelmozzarella (125 g)
- 6 Kirschtomaten
- 1 EL grünes Pesto (fertig aus dem Glas)
- 3 EL Olivenöl
- 1 EL weißer Balsamico-Essig
- Pfeffer aus der Mühle
- grobes Meersalz
- 5 Basilikumblätter

TOP

Leckere Kalorienbombe aus Italien

Zubereitung

2 EL Olivenöl in einer beschichteten Pfanne erhitzen und darin das Brot mit etwas Salz von beiden Seiten goldbraun rösten. Währenddessen die Tomaten halbieren und mit Pesto, Essig, dem restlichen Olivenöl sowie etwas Salz und Pfeffer in einer Schüssel vermengen und kurz ziehen lassen. Den Mozzarella in grobe Stücke zerpflücken und auf dem Brot verteilen. Zum Schluss die Tomaten über dem Käse verteilen und mit Basilikumblättern garnieren. Buon appetito!

Der Couch Coach

Die halbfette Säule – Mittendrin

Frühstück

Müsli mit Beeren

Viel gute Energie für den Tag!

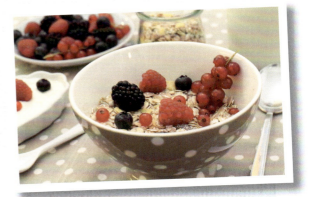

Pro Portion: ca. 450 Kalorien

Zeit: 5 Minuten

Zutaten

- 75 g Müsli
- 100 g gemischte Beeren (z. B. Erdbeeren, Himbeeren, Blaubeeren)
- 150 ml Milch
- 1 TL getrocknete Kokosraspel

Zubereitung

Die Beeren waschen und trocken tupfen. Müsli in eine Schüssel geben und mit Milch übergießen. Beeren darüberstreuen und nach Belieben mit den Kokosraspeln garnieren.

 TIPP Wenn es keine frischen Beeren zu kaufen gibt: Nimm einfach tiefgekühlte Früchte.

Quark mit Nüssen und Banane

Süße Sache mit Knack-Effekt

Pro Portion: ca. 500 Kalorien **Zeit:** 5 Minuten

Zutaten

- 100 g Quark (20 % Fett)
- 100 g Naturjoghurt (3,5 % Fett)
- 25 g Nuss-Mix
- 1 mittelgroße Banane
- 1 TL Agavendicksaft oder Honig

Zubereitung

Quark und Naturjoghurt mit dem Agavendicksaft oder Honig cremig verrühren. Banane in mundgerechte Stücke schneiden und unter die Quarkmasse heben. Das Ganze mit den Nüssen bestreuen – fertig!

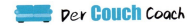 Der Couch Coach

Schwarzbrot mit Rührei und Krabben

Das traditionelle Fischerfrühstück – nicht nur für Fischer und nicht nur als Frühstück!

Pro Portion: ca. 550 Kalorien

Zeit: 10 Minuten

Zutaten

- 1 große Scheibe Schwarzbrot
- 2 große Eier
- 50 g Nordseekrabben
- 2 EL Schnittlauch
- 1 EL Milch
- 3 kleine saure Gurken
- 3 Kirschtomaten
- 2 TL Butter
- Salz und grober Pfeffer aus der Mühle

TOP – Super: Kohlenhydrate treffen Eiweiß!

Zubereitung

Die Eier mit der Milch und etwas Salz gut verrühren. Den Schnittlauch hacken. Das Schwarzbrot mit der Hälfte der Butter bestreichen. Die andere Hälfte der Butter in einer beschichteten Pfanne schmelzen. Die Eimasse hineingießen und bei mittlerer Hitze stocken lassen. Grob durchrühren und so lange weiterbraten, bis das Rührei komplett gestockt, aber noch weich und saftig ist. Das Ei auf dem Schwarzbrot verteilen und mit den Krabben belegen. Mit grobem Pfeffer würzen und mit Schnittlauch bestreuen. Mit den sauren Gurken und den Tomaten auf einem Teller anrichten. Schmeckt sooo gut!

 Frische Nordseekrabben direkt vom Kutter schmecken natürlich am besten. Ansonsten gibt es auch welche beim Supermarkt im Kühlregal.

Für jeden Geschmack das Richtige

Mittagessen

Pellkartoffeln mit Frischkäse

Dampft und macht Spaß!

Pro Portion: ca. 500 Kalorien   **Zeit:** 30 Minuten

Zutaten

- 5 mittelgroße Kartoffeln
- 1 kleine rote Zwiebel
- 2 EL Schnittlauch, gehackt
- 100 g cremiger Frischkäse
- 2 EL Milch
- 1 TL Leinöl
- Pfeffer und Salz
- Paprikapulver

Zubereitung

Die Kartoffeln waschen und ca. 20-25 min in Salzwasser bissfest kochen. In der Zwischenzeit die Zwiebel schälen und fein würfeln. Schnittlauch waschen und hacken. Den Frischkäse mit der Milch glatt rühren. Schnittlauch und Zwiebeln unterrühren. Mit Pfeffer, Salz und Paprikapulver würzen. Kartoffeln abgießen, leicht abkühlen lassen und pellen. Die Kartoffeln mit dem Öl beträufeln und mit dem Frischkäse anrichten.

Leinöl enthält richtig viel Omega-3-Fettsäuren, ist also supergesund. Da es einen sehr speziellen Geschmack hat, lieber vorher ein Tröpfchen probieren.

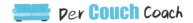 Der Couch Coach

Leckere Pasta mit Rind & Tomate

Italien aus der Pfanne

Pro Portion: ca. 650 Kalorien

Zeit: 30 Minuten

Zutaten

- 100 g kurze Nudeln (z. B. Penne oder Tortiglioni)
- 100 g Rinderfilet
- 50 g Babyblattspinat
- 20 g getrocknete Tomaten (ohne Öl)
- 5 Kirschtomaten
- 1 EL Pinienkerne
- 1 TL Fett zum Braten
- 1 TL Olivenöl
- Salz und Pfeffer aus der Mühle

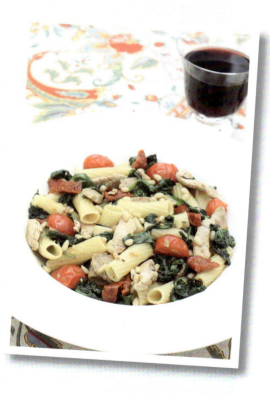

Für jeden Geschmack das Richtige

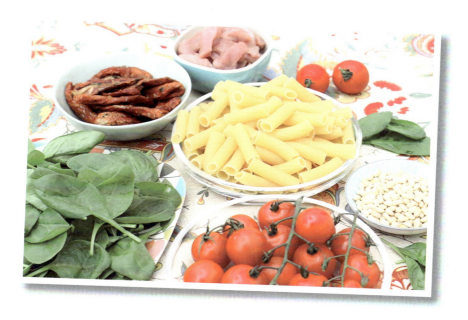

Zubereitung

Die Kirschtomaten waschen und halbieren. Den Blattspinat waschen. Das Rinderfilet waschen, trocken tupfen und in schmale Streifen schneiden. Die getrockneten Tomaten längs halbieren. Die Nudeln in kochendem Salzwasser nach Packungsanweisung zubereiten. Während dieser Zeit das Rindfleisch in einer hohen, großen Pfanne mit 1 TL Fett rundherum anbraten. Die Pinienkerne dazugeben und kurz mitbraten. Die getrockneten Tomaten und den Blattspinat hinzufügen – kurz mitgaren. Die fertig gekochten Nudeln abgießen. Dabei etwas vom Kochwasser auffangen und beiseitestellen. Nudeln mit in die Pfanne geben und mit allen Zutaten vermischen. Das Olivenöl und 1-2 EL vom Kochwasser hinzufügen. Zum Schluss die Kirschtomaten vorsichtig unterheben und alles zusammen kurz ziehen lassen.

 Anstelle des frischen Blattspinats kannst du genauso gut tiefgekühlten nehmen.

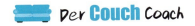 Der Couch Coach

Flammkuchen mit Birne & Gorgonzola

Knusprig und nussig!

Pro Portion: ca. 600 Kalorien

Zeit: 25-30 Minuten

Zutaten

- Flammkuchenteig (ca. 85 g, fertig aus dem Kühlregal)
- 50 g Crème légère
- 30 g Gorgonzola
- ½ kleine Birne
- 20 g Walnusskerne, grob gehackt
- 1 TL flüssiger Honig
- Salz und Pfeffer

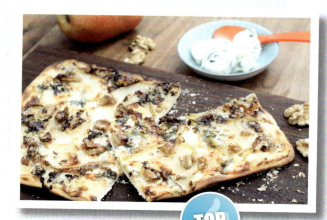

TOP — Alles drin – von Fett bis Vitaminen!

Zubereitung

Backofen auf 250° C Ober-/Unterhitze vorheizen. Den Flammkuchenteig (ohne Backpapier) auf das Backblech legen und mit der Crème légère gleichmäßig bestreichen. Die halbe Birne entkernen, in dünne Scheiben schneiden und auf dem Teig verteilen. Den Gorgonzola in kleine Stückchen zupfen und ebenfalls auf dem Teig verteilen. Alles mit den gehackten Walnüssen bestreuen und mit dem Honig beträufeln. Auf der untersten Schiene ca. 10 min backen, bis der Käse verlaufen und der Flammkuchen schön knusprig ist. Nach Belieben mit Salz und Pfeffer würzen und sofort genießen – hammerlecker!!!

Abendessen

Kartoffel-Zucchini-Cremesuppe

Schnell, einfach und lecker!

Pro Portion: ca. 400 Kalorien   **Zeit:** 20 Minuten

Zutaten

- 1 Zucchini
- 1 große Kartoffel
- ½ kleine Zwiebel
- 300 ml Gemüsebrühe
- 25 g gewürfelter Speck
- 2 TL Crème fraîche
- 1 TL Olivenöl
- Pfeffer und Salz

Zubereitung

Die Kartoffel und die Zwiebel schälen und in kleine Stücke schneiden. Das Olivenöl in einem Topf erhitzen und die Zwiebel darin glasig dünsten. Die Kartoffelstücke zugeben und kurz mitdünsten. Die Gemüsebrühe zugießen und alles mit geschlossenem Deckel bei mittlerer Hitze ca. 10 min kochen. In der Zwischenzeit die Zucchini putzen, grob schneiden und mit in den Kochtopf geben. Weitere 5 min kochen. Den Speck in einer kleinen Pfanne knusprig braten. 1 TL Crème fraîche zur Suppe geben und alles fein pürieren. Mit Salz und Pfeffer abschmecken. Suppe in einen vorgewärmten tiefen Teller gießen und mit der restlichen Crème fraîche und den Speckwürfeln garnieren. Dazu passt gut knuspriges Baguette.

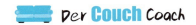 Der Couch Coach

Kunterbunter Feldsalat mit Granatapfelkernen

Da haben wir den Salat! ☺

Pro Portion: ca. 580 Kalorien   **Zeit:** 20 Minuten

Zutaten

- 50 g Feldsalat
- 1 große Möhre
- 4 mittelgroße Champignons
- 4 mittelgroße Radieschen
- ½ Avocado
- 2 EL Granatapfelkerne
- 2 EL Sonnenblumenkerne
- ½ Zitrone
- 1 EL Öl
- 1 EL Agavendicksaft
- Salz & Pfeffer

Vitaminbombe!

Zubereitung

Die halbe Zitrone pressen. Beim Feldsalat die Wurzeln so abschneiden, dass die Blätter noch zusammenhalten. Gut wässern und trocken schleudern. Die Möhre schälen und die Champignons putzen. Beides in dünne Scheiben schneiden. Die Avocado aus der Schale lösen und längs in Streifen schneiden. Sofort mit etwas Zitronensaft beträufeln, damit sie nicht braun werden. Die Radieschen putzen und ebenfalls in dünne Scheiben schneiden. Den Granatapfel vierteln und die Kerne herauslösen. Die gesamten vorbereiteten Zutaten in eine Salatschüssel geben. Für die Vinaigrette den restlichen Zitronensaft mit dem Agavendicksaft und dem Öl verrühren. Mit Salz und Pfeffer abschmecken. Das Dressing über den Salat gießen und alles vermengen. Zum Schluss mit den Sonnenblumenkernen bestreuen: Da haben wir den Salat!

Für jeden Geschmack das Richtige

Körnerbrötchen mit Salami, Käse & Ei

Zeit für ein Brötchen!

Pro Portion: ca. 500 Kalorien

Zeit: 10 Minuten

Zutaten

- 1 großes Körnerbrötchen
- 1 große Scheibe Salami
- 1 große Scheibe Käse
- 1 Ei
- 2 TL Butter

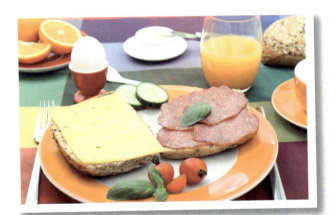

Zubereitung

Das Ei vorsichtig anpieksen und in einem Topf mit kochendem Wasser oder in einem Eierkocher hart kochen (ca. 8-9 min, je nachdem wie du es magst). In der Zwischenzeit das Körnerbrötchen halbieren und mit Butter bestreichen. Die eine Hälfte mit deinem Lieblingskäse und die andere Hälfte mit Salami belegen. Das Ei gut abschrecken und gleich danach pellen. Dazu kannst du gut ein paar Kirschtomaten und knackige Salatgurke knabbern. Alles zusammen: eine leckere Brotzeit – äh, Brötchenzeit!

Der **Couch** Coach

Die magere Säule – Leicht ist gar nicht so schwer

Frühstück

Obstsalat

Die Vitaminbombe schlechthin!

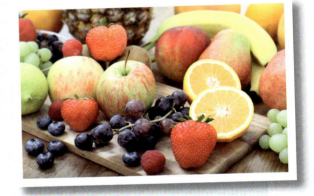

Pro Portion: ca. 250 Kalorien

Zeit: 10 Minuten

Zutaten

- 1 kleine Banane
- 1 kleiner Apfel
- 1 kleine Kiwi
- 1 Handvoll Weintrauben
- 1 Scheibe Ananas (küchenfertig)
- ½ Zitrone

Zubereitung

Die halbe Zitrone auspressen und zur Seite stellen. Die Banane und Kiwi schälen. Den Apfel vierteln und entkernen. Alles zusammen mit der Scheibe Ananas in mundgerechte Stücke schneiden. Die gewaschenen Trauben dazugeben und mit dem Zitronensaft und dem gesamten Obst in einer Schüssel vermengen.

Natürlich kannst du dir mit jeder beliebigen Obstsorte – je nach Saison und Vorliebe – deinen individuellen Obstsalat zusammenstellen und nach Lust und Laune mit Nüssen oder Joghurt ergänzen!

Für jeden Geschmack das Richtige

Rührei mit Tomate & Kräutern

Leicht und luftig!

Pro Portion: ca. 200 Kalorien

Zeit: 10 Minuten

Zutaten

- 2 große Eier
- 1 mittelgroße Tomate
- Schnittlauch und Petersilie
- 3 EL Mineralwasser (mit Kohlensäure – macht das Ei fluffig!)
- 1 TL Butter zum Braten
- Salz und grober Pfeffer aus der Mühle

Zubereitung

Die Eier mit etwas Salz gut verquirlen. Die Tomate in kleine Stücke schneiden und mit Küchenpapier trocken tupfen. Schnittlauch und Petersilie hacken. Die Tomate und Kräuter mit dem Ei mischen, dann das Mineralwasser dazugeben. Butter in einer beschichteten Pfanne bei milder Temperatur erhitzen. Die Masse hineingießen und etwas stocken lassen. Vorsichtiges Schieben mit einem Pfannenwender während des Garens sorgt übrigens für ein luftiges Rührei (kräftiges Rühren macht es dagegen kompakt und fest). Zum Schluss mit Salz und Pfeffer abschmecken und mit Kräutern garnieren. Dazu passt gut eine Scheibe Schwarzbrot (ca. 120 Kalorien zusätzlich).

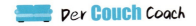 Der Couch Coach

Knäckebrot mit Frischkäse, Radieschen & Kresse

Knackig und zackig!

Pro Portion: ca. 190 Kalorien   **Zeit:** 5 Minuten

Zutaten

- 2 Scheiben Knäckebrot
- 3 EL Frischkäse
- 2 große Radieschen
- 2 EL Kresse
- Kräuterwürzsalz

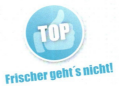
Frischer geht´s nicht!

Zubereitung

Den Frischkäse auf beide Knäckebrotscheiben streichen. Die gewaschenen Radieschen in Scheiben schneiden und auf dem Frischkäse verteilen. Kresse und Kräuterwürzsalz darüberstreuen – zack und fertig!

Für jeden Geschmack das Richtige

Mittagessen

Fisch trifft Gemüse

Leicht und gesund!

Pro Portion: ca. 450 Kalorien   **Zeit:** 35 Minuten

Zutaten

- 150 g Fischfilet (z. B. Rotbarsch)
- 1 große Möhre
- ½ Stange Porree
- 50 g Knollensellerie
- 100 g geschälte Tomaten aus der Dose
- 3 Stiele Petersilie
- ½ Zitrone
- 25 g Butter
- Salz und Pfeffer

Zubereitung

Den Fisch mit dem Saft der halben Zitrone beträufeln und salzen. Möhre und Sellerie schälen und in feine Streifen schneiden. Den Porree in dünne Ringe schneiden und gründlich waschen, um den Sand zu entfernen. Petersilie grob hacken. Die Tomaten klein schneiden. Edelstahlbräter oder feuerfeste Form bereitstellen und den Boden mit der Butter dick einfetten. Das gesamte Gemüse darauf verteilen und mit dem Fisch belegen. Petersilie und Butterflocken darüberstreuen. Mit geschlossenem Deckel bei kleiner Hitze auf dem Herd ca. 20-25 min garen.

 Salzkartoffeln passen super dazu. Das Gericht schmeckt aber auch solo richtig lecker!

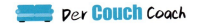 Der **Couch** Coach

Leichte Tomatensuppe

Alles Tomate!

Pro Portion: ca. 200 Kalorien   **Zeit:** 10 Minuten

Zutaten

- 1 kleine Zwiebel
- ½ Knoblauchzehe
- 250 ml passierte Tomaten
- 100 ml Gemüsebrühe
- 2 EL saure Sahne
- 1 EL Öl
- Getrocknete italienische Kräuter
- 3-4 Blätter Basilikum
- Tabascosoße
- Pfeffer und Salz

Zubereitung

Zwiebel und Knoblauch abziehen und fein würfeln. Im heißen Öl glasig dünsten. Tomaten und Brühe hinzufügen und kurz aufkochen. Die Sahne unterrühren. Suppe mit Salz, Pfeffer, ein paar Tropfen Tabascosoße und Kräutern abschmecken. Frisches Basilikum macht den mediterranen Geschmack dann perfekt!

Wem die Suppe allein zu wenig ist, kann gut ein paar Scheibchen Ciabatta dazu knabbern.

Für jeden Geschmack das Richtige

Wok-Gemüse mit Streifen vom Rind

Süß-saurer Ausflug nach Asien

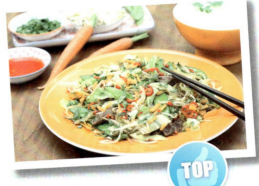

Pro Portion: ca. 350 Kalorien

Zeit: 25 Minuten

Zutaten

- 50 g Mungobohnensprossen
- 50 g Zuckerschoten
- 50 g Spitzkohl
- 50 g Möhren
- 50 g Gemüsezwiebel
- 100 g Rinderfilet
- 2 EL Teriyaki-Sauce
- 1 EL süß-saure Asiasoße
- 2 TL Sesamöl
- Pfeffer und Salz

Mächtig gesund!

Zubereitung

Das Rinderfilet kurz abbrausen, trocken tupfen und in Streifen schneiden. Mit 1 EL Teriyaki-Sauce in einer kleinen Schüssel vermischen und beiseite stellen. Die Mungobohnensprossen mit kaltem Wasser abspülen. Die Zuckerschoten waschen, putzen und quer halbieren. Den Spitzkohl waschen, die Möhren und Gemüsezwiebel schälen. Spitzkohl und Zwiebel in schmale Streifen schneiden, die Möhre grob raspeln. 1 TL Öl im Wok erhitzen. Die Gemüsezwiebel, die Zuckerschoten und die Möhren 3-4 min dünsten, danach herausnehmen und beiseite stellen. Das Fleisch abtropfen lassen und mit 1 TL Öl 1-2 min braten. Die Mungobohnensprossen und den Spitzkohl dazugeben, 1 min mitbraten. Das bereits gedünstete Gemüse hinzufügen. Alles mit der süß-sauren Asiasoße und dem Rest Teriyaki-Sauce sowie etwas Pfeffer und Salz abschmecken. Wenn du's so richtig asiatisch magst, kannst du noch gehackten Koriander untermischen.

Und dazu? Reis oder Woknudeln! (Achtung: Startfreigabe für Kalorien).

 Wer keinen Wok hat, nimmt stattdessen einfach eine hohe, beschichtete Pfanne.

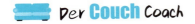

Abendessen

Carpaccio Deluxe vom Rind

Hauchdünn genießen – ganz ohne Pfanne!

Pro Portion: ca. 280 Kalorien   **Zeit:** 20 Minuten

Zutaten

- 1 Portion Rindercarpaccio (tiefgefühlt, aus der Packung)
- 2 kleine Champignons
- 10 kleine Rucolablätter
- 20 g Parmesan
- ½ Knoblauchzehe
- 1 EL Olivenöl
- 1 TL Zitronensaft
- Salz und Pfeffer aus der Mühle

TOP — So was von lecker!

Zubereitung

Das Carpaccio (ohne Folie) auf einen Teller legen und nach Packungsangabe auftauen lassen. Währenddessen die Champignons putzen und in dünne Scheiben schneiden. Den Rucola waschen und die groben Stiele entfernen. Den Parmesan in feine Scheiben hobeln. Die halbe Knoblauchzehe pressen und mit dem Olivenöl vermischen. Das Öl und den Zitronensaft über das Carpaccio träufeln, mit Salz und Pfeffer würzen. Champignons, Rucola und Parmesan gleichmäßig auf dem Carpaccio verteilen.

Dazu passt ofenwarmes Baguette oder Ciabatta – mmmmmh, lecker!

Für jeden Geschmack das Richtige

Salat mit Champignons & Speck

Ran an den Speck!

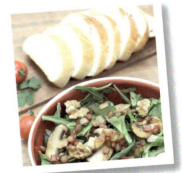

Pro Portion: ca. 200 Kalorien   **Zeit:** 20 Minuten

Zutaten

- 100 g Salat-Mix (aus dem Supermarkt)
- 2 mittelgroße Champignons
- 1 kleine Zwiebel
- 2 EL Schinkenspeck, gewürfelt
- 10 g gehackte Walnüsse
- 1 TL weißer Balsamico
- 1 TL Walnussöl
- Salz und Pfeffer

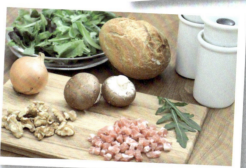

Zubereitung

Den Salat-Mix waschen, trocknen und in eine Schüssel geben. Die Zwiebel schälen und würfeln. Champignons putzen und in dünne Scheiben schneiden. Die Schinkenwürfel in einer beschichteten Pfanne bei mittlerer Hitze anbraten, Zwiebelwürfel dazugeben und 2 min mit braten. Zum Schluss die Champignons hinzugeben und weitere 2 min mit braten. Öl und Essig mit etwas Salz und Pfeffer verrühren. Die Zwiebel-Speck-Champignon-Mischung mit dem Dressing über den Salat geben. Zum Schluss die gehackten Walnüsse darüberstreuen.

Dieser Salat schmeckt soooo gut – auch ohne Brot.

Wer darauf nicht verzichten möchte: Ein knuspriges Roggenbrötchen ist dazu perfekt!

Natürlich kannst du den Salat, je nach Geschmack und Saison, auch selbst aussuchen und vorbereiten. Der küchenfertige Salat-Mix aus der Frischetheke bei unserem Rezept ist dazu die schnelle Alternative.

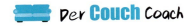 Der Couch Coach

Turbo-Wrap mit Pute und Spinat

Voll von der Rolle!

Pro Portion: ca. 350 Kalorien   **Zeit:** 10 Minuten

Zutaten

- 1 Tortilla Wrap (fertig aus der Packung)
- 4 EL Zaziki (fertig aus dem Kühlregal)
- 3 Scheiben Pustenbrustaufschnitt
- 25 g Babyblattspinat
- ½ kleine Frühlingszwiebel
- 1 mittelgroße Tomate
- 1 TL Pinienkerne
- Eine Messerspitze getrocknete Chiliflocken

Zubereitung

Die Pinienkerne in einer beschichteten Pfanne (ohne Fett) leicht rösten. Das Zaziki mit den Chiliflocken verrühren. Den Spinat von den groben Stielen entfernen, waschen und trocken schleudern.

Die Frühlingszwiebeln putzen und in dünne Ringe schneiden. Die Putenbrust in feine Streifen und die Tomate in Scheiben schneiden. Den Tortillafladen mit dem Zaziki bestreichen und dabei einen ca. 2 cm breiten Rand lassen. Alle Zutaten gleichmäßig darauf verteilen. Jetzt nur noch zusammenrollen und genießen!

Für jeden Geschmack das Richtige

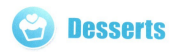 Desserts

Nach dem Essen etwas Süßes – das sorgt immer für gute Stimmung (liegt an der Aminosäure Tryptophan). Deshalb haben wir für dich drei unserer Lieblingsrezepte zusammengestellt. Geht superschnell und ist superlecker!

Blitz-Himbeereis

Eiskalt und blitzschnell!

Pro Portion: ca. 300 Kalorien

Zeit: 5 Minuten

Zutaten

- 150 g gefrorene Himbeeren
- 50 ml Schlagsahne
- 2 TL Vanillezucker
- 1 EL Agavendicksaft

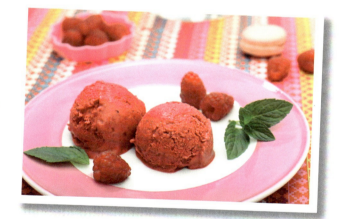

Zubereitung

Die gefrorenen Himbeeren zusammen mit der Sahne, dem Vanillezucker, dem Agavendicksaft und dem Zucker in eine Küchenmaschine füllen. Ca. eine Minute zerkleinern, bis alles zu einer cremigen Masse geworden ist. Nach Belieben anrichten und eiskalt genießen.

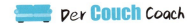 Der Couch Coach

Gebackene Banane mit Vanilleeis

Endlich mal eine legale krumme Sache …

Pro Portion: bis zu 800 Kalorien   **Zeit:** 5 Minuten

Zutaten

- 1 reife Banane
- 1 EL Butter
- 2 TL Honig (flüssig)
- Vanilleeis

Zubereitung

Die Banane der Länge nach in zwei Hälften schneiden. Die Butter in der Pfanne heiß werden lassen. Dann die beiden Bananenhälften in die brutzelnde Butter legen. Den Honig mit dem Löffel über die Banane träufeln, damit er in der Pfanne mit karamellisiert. Regelmäßig wenden und goldbraun braten. Aus der Pfanne auf den Teller rutschen lassen und ein bis fünf Kugeln Vanilleeis dazu – süße Sache!

Für jeden Geschmack das Richtige

Apfel trifft Joghurt

Frisch und gesund!

Pro Portion: ca. 150 Kalorien   **Zeit:** 5 Minuten

Zutaten

- 125 g Naturjoghurt (3,5 %)
- 1 kleiner Apfel
- 1 TL Agavendicksaft

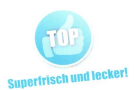

Superfrisch und lecker!

Zubereitung

Apfel schälen (Bio-Apfel nur waschen) und grob raspeln. Den Joghurt mit dem Agavendicksaft verrühren. Den Apfel unter den Joghurt mischen und sofort vernaschen! Wer mag, streut noch Nüsse drüber.

Dieses Dessert lässt sich auch super vorbereiten. Dazu den Apfel mit etwas Zitronensaft vermengen, bevor er in den Joghurt kommt. So wird er nicht braun.

Der Couch Coach

Leckere Rezepte für Veganer

Diese veganen Rezepte hat Stefanie Ann Will für uns geschrieben. Sie ist Beraterin für ganzheitliche Ernährung und wurde an der Schweizer Akademie der Naturheilkunde ausgebildet. Außerdem ist sie Chefredakteurin für die deutsche Ausgabe des Magazins *Food & Travel* – weiß also, was gut schmeckt und ganz besonders, was Veganern schmeckt.

Frühstück

Bananen-Chia-Porridge

Zutaten für 2 Portionen

- 2 reife Bananen
- 2 EL Chiasamen
- 250 g Hafer- oder Dinkelflocken (Ganzblatt)
- 400 ml Mandelmilch (oder anderer Pflanzendrink)
- 2 EL Zimt-Schoko-Gewürzmischung
- Toppings nach Belieben, z. B. getrocknete Cranberries und geröstete Kokoschips

Zubereitung

Die Bananen mit der Gabel oder in der Küchenmaschine zerdrücken bzw. pürieren und mit den Chiasamen in einer Schüssel vermischen. Dann die Haferflocken und die Mandelmilch zugeben und einrühren, bis sich alles verbunden hat. Über Nacht im Kühlschrank ziehen und andicken lassen. Am Morgen die Mischung in einen Topf geben, kurz aufkochen und dann sanft köcheln lassen, bis der Porridge schön dick und sämig ist.
Zum Schluss die Gewürze einrühren. Im Winter schmeckt auch Lebkuchen- oder Spekulatiusgewürz toll.
Dieser Porridge lässt sich prima für mehrere Tage zubereiten – dafür einfach die Zutatenmenge entsprechend erhöhen. Einmal eingekocht, lässt er sich im Büro auf dem Herd oder in der Mikrowelle schnell erwärmen.

Gesamtkalorien: ca. 1.400

Für jeden Geschmack das Richtige

Himbeer-Tonka-Minze-Smoothie

Zutaten (ergibt etwa 1,2 Liter, also 2-3 großzügige Portionen)

- 750 ml Wasser
- 3 große Bananen
- 150 g frische oder TK-Himbeeren
- 1 Tonkabohne
- 1 Handvoll frische Minze
- 1 Messlöffel Vanille Protein (oder anderes veganes Protein-Pulver)
- 1 EL Chia- oder Leinsamen

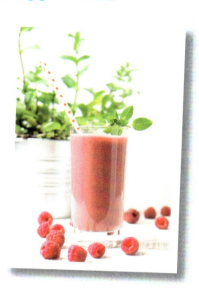

Zubereitung

Alle Zutaten in einen Mixer geben und cremig mixen.

Wer kein Proteinpulver hat oder benutzen möchte, kann dies auch weglassen – alternativ schmecken 2 EL Hanfsamen und liefern ebenfalls hochwertiges, natürliches Protein.

Wer auf spritzige Aromen steht, kann statt Minze Zitronenmelisse verwenden. Auch Basilikum passt toll zu den Himbeeren und gibt ein würzigeres Aroma.

Noch cremiger wird der Smoothie, wenn du die Bananen am Vorabend in Scheiben schneidest, einfrierst und gefroren in den Mixer gibst.

Gesamtkalorien: ca. 680

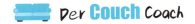 Der Couch Coach

Mittagessen

Rosmarin-Tomaten-Tarte

Zutaten für 4–6 Portionen

- 210 g Butter
- 1 Handvoll frische Rosmarinnadeln
- 1 rote Chilischote (oder mehr nach Belieben)
- 2 Knoblauchzehen
- 420 g Dinkelmehl
- 2 TL (Chili-)Salt und etwas rosa Pfeffer
- 200-250 g Kirschtomaten
- 2 EL Kokosblütensirup oder Agavendicksaft

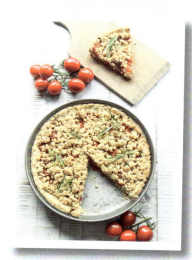

Zubereitung

Den Ofen auf 220 °C Umluft vorheizen und eine Tarteform oder ein Pizzablech mit entsprechend zugeschnittenem Backpapier auslegen. Die Ränder etwas einfetten. Die Butter würfeln, die Rosmarinnadeln hacken, die Chili entkernen und fein schneiden, den Knoblauch fein würfeln. Alles mit dem Mehl, Salz und etwas Pfeffer in einer Schüssel mit den Händen zu einem Teig verarbeiten, der leicht krümelig ist. Etwa zwei Drittel des Teigs in die vorbereitete Form geben, gleichmäßig verteilen und mit einem Mini-Nudelholz oder der Rückseite eines großen Servierlöffels plattdrücken. Die Tomaten halbieren oder in Scheiben schneiden und mit der Schnittfläche nach oben auf der Tarte verteilen. Mit Salz und Pfeffer würzen und mit Kokosblütensirup beträufeln. 25 min backen, dann etwas abkühlen lassen und am besten lauwarm servieren.

Gesamtkalorien: ca. 3.020

Für jeden Geschmack das Richtige

Thai-Nudelsalat

Zutaten für 4 Portionen

- 150 g schmale Reisbandnudeln
- 4 EL Limettensaft
- 4 EL Sojasoße
- 2 TL Kokoszucker oder Rohrohrzucker
- 2 rote Chilis
- 2 TL Ingwerpüree aus dem Glas oder frisch geriebener Ingwer
- 2 EL Sesamöl
- 400 g Karotten – farblich gemischte Karotten sehen besonders hübsch aus!
- 2 Mangos (oder 2 Packungen TK-Mangowürfel, aufgetaut)
- Basilikum zum Garnieren

Zubereitung

Die Reisnudeln in eine große Schüssel geben, mit kochendem Wasser begießen und abgedeckt etwa 5 min ziehen lassen, bis sie gar, aber noch bissfest sind. Abgießen, mit kaltem Wasser abschrecken und gut abtropfen lassen.

Limettensaft, Sojasoße und Zucker in einer kleinen Schüssel verrühren, bis sich der Zucker aufgelöst hat. Chilis entkernen, fein hacken und mit dem Ingwer und dem Sesamöl ins Dressing einrühren.

Die Karotten grob reiben, die Mangos schälen und das Fruchtfleisch vom Stein schneiden bzw. auftauen lassen, wenn du Tiefkühl-Mangowürfel verwendest. Alles in eine große Schüssel geben, dann die Reisbandnudeln unterheben. Zum Schluss das Dressing darübergießen und alles gründlich vermischen. Nach Belieben mit (Thai-)Basilikumblättern garnieren.

Gesamtkalorien: ca. 850

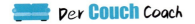

Abendessen

Süßkartoffel-Kokos-Gratin

Zutaten für 4–6 Portionen

- 3 große Süßkartoffeln (ca. 1 kg)
- 5 EL ungesüßtes Bio-Erdnuss- oder Cashewmus
- 300 ml Kokosmilch
- 2 EL Walnussöl
- 2-3 große Knoblauchzehen
- 1-2 rote Chilis
- 1 TL (Chili-)Salz
- Röstzwiebeln nach Belieben als Topping

Zubereitung

Den Ofen auf 200 °C vorheizen. Die Süßkartoffeln waschen und ungeschält in dünne Scheiben hobeln. Das Erdnuss- oder Cashewmus in eine mikrowellengeeignete Schüssel geben und in der Mikrowelle kurz erwärmen, sodass das Mus flüssig wird. Mit der Kokosmilch und dem Walnussöl gründlich vermischen. Knoblauch und Chili hacken und unterrühren, mit Salz abschmecken.

Etwa die Hälfte der Süßkartoffelscheiben in eine ofenfeste Auflaufform schichten, gut zwei Drittel der Erdnuss-Kokosmilch gleichmäßig darübergießen. Die zweite Hälfte der Süßkartoffelscheiben darauf schichten und mit der restlichen Erdnuss-Kokosmilch gleichmäßig begießen.

Die Form mit Alufolie abdecken und im Ofen 25 min backen. Dann die Alufolie entfernen und weitere 35 min backen. Zum Schluss den Ofen auf Grillfunktion umstellen und das Gratin weitere 3-5 min knusprig ausbacken. Nach Belieben mit fertigen Röstzwiebeln garniert servieren.

Gesamtkalorien ohne Röstzwiebeln: ca. 2300

Für jeden Geschmack das Richtige

Reis mit Gemüse und Erdnusssoße

Zutaten für 2-3 Portionen

- 200 g Reis
- 2 Knoblauchzehen
- 1 Pak-Choi-Kopf
- 2-3 Handvoll sehr frische Sojasprossen
- je 1 rote und grüne Chilischote
- je 1 gelbe und rote Paprikaschote
- 200 g Shiitakepilze oder Champignons
- 1 EL Erdnuss- oder Sesamöl

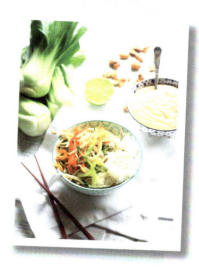

Für die Erdnusssoße:

- 100 g ungesüßtes Bio-Erdnussmus
- 1 geriebene Knoblauchzehe
- 1 EL geriebenen Ingwer
- 2 EL Sojasoße
- Saft von ½ Limette
- 25 g gehackte Erdnüsse (optional)

Zubereitung

Für die Soße das Erdnussmus mit 150 ml Wasser unter Rühren mit dem Schneebesen erwärmen. Wenn die Soße eindickt, Knoblauch, Ingwer, Sojasoße und Limettensaft einrühren. Vom Herd nehmen und später noch mal kurz erwärmen.

Den Reis nach Packungsanweisung garen. Das Gemüse fein schneiden, die Knoblauchzehen hacken. Das Öl in einer großen Pfanne oder einem Wok erhitzen. Knoblauch darin anbraten, Gemüse dazugeben und unter Rühren braten, sodass es noch schön knackig ist. Den Reis auf Schüsseln verteilen, Gemüse darauf anrichten und mit der Erdnusssoße beträufelt servieren.

Gesamtkalorien mit Erdnüssen in der Soße: ca. 1550
Gesamtkalorien ohne Erdnüsse in der Soße: ca. 990

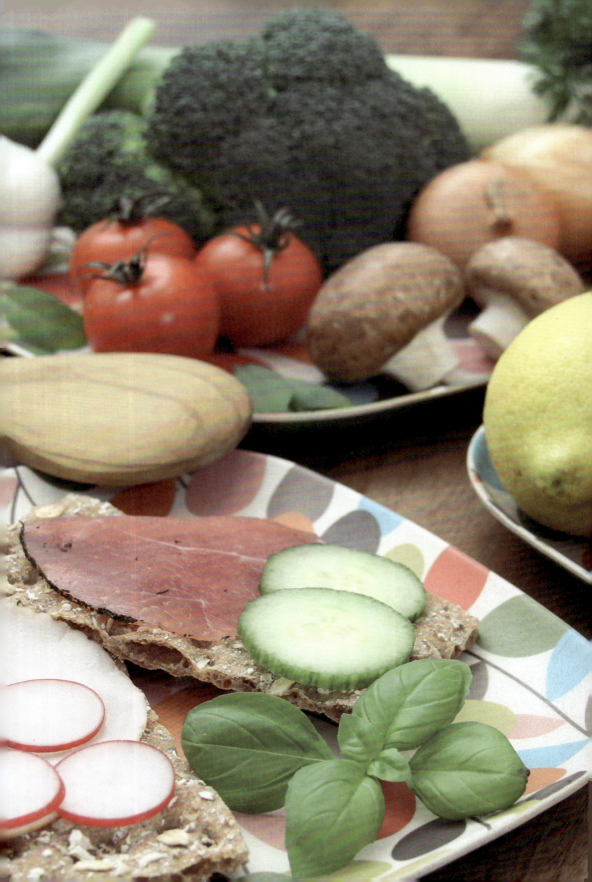

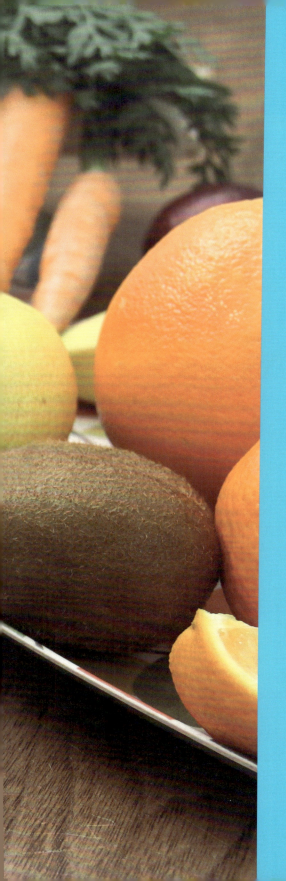

Wer Gewicht reduzieren will, braucht Gewichte – und das Richtige essen

Der Couch Coach

WER GEWICHT REDUZIEREN WILL, BRAUCHT GEWICHTE – UND DAS RICHTIGE ESSEN

Unsere Muskeln sind die Protzer unter den Energie-Verbrennern im Körper. Je mehr wir davon haben, desto mehr Energie wird verbraucht. Die Super-Botschaft: Selbst beim Liegen auf der Couch verbrauchen die Muskeln Energie. Es ist also sehr sinnvoll, die eigene Muskulatur mit Training aufzubauen, wenn man zum Beispiel das Körpergewicht reduzieren will. Je nachdem, was gerade im Körper an Energieangebot zur Verfügung steht, greifen die Muskelzellen auch auf die vorhandenen Fettreserven zu. (Nicht die in der Chipstüte, sondern die Fettreserven rund um den Bauch, auf dem die Chipstüte gerade liegt.)

Dass überhaupt Fett im Körper eingelagert wird, hat mehrere Gründe. Deshalb: Wer sein Körperfett reduzieren möchte, braucht bloß ein paar Dinge zu beachten – und schon schmelzen die Hüftringe wie Butter in der Sonne. Die Menge und vor allem Art des Essens spielt dabei eine wesentliche Rolle.

Grundsätzlich ist unser Körper „heiß" auf Kohlenhydrate, weil sie als Zuckerlieferanten den Treibstoff für unsere Zellen liefern – ganz egal, ob im kleinen Zeh oder im Gehirn. Leider liegt im Wort „heiß" auch schon das Problem: der Heißhunger. Denn die Art der Kohlenhydrate ist ganz entscheidend dafür verantwortlich, wie schnell wir wieder Hunger bekommen – und meinen, dass wir sofort etwas essen müssen.

Natürlich steigt durch die Kohlenhydrate, die wir essen, der Blutzuckerspiegel an. Das ist ja der Sinn der Sache, denn der Zucker soll aus dem Blut zu den Lagerstellen im Körper gezogen werden. Damit das passiert, wird über die Bauchspeicheldrüse Insulin ausgeschüttet. Dieses Hormon hat eine Art Schlüsselfunktion. Es dockt wie ein Animateur an den Muskeln, an der Leber und auch an Fettzellen an und verkündet: Alle mal loslegen – es ist jede Menge Zucker da. Also wird der Zucker aus dem Blut gezogen und in verschiedenen Formen im Körper eingelagert. Die Folge: Der Blutzuckerspiegel sackt ab und wir bekommen wieder Hunger. Sackt der Blutzuckerspiegel schnell ab, entsteht der berüchtigte „Heißhunger".

Was tun? Ganz einfach: Dinge essen, die den Blutzuckerspiegel möglichst lange stabil halten, weil ihre Kohlenhydrate nur langsam abgebaut werden. Dazu gehören zum Beispiel Kartoffeln als Top-Sattmacher. Sie liegen sogar noch vor Vollkornnudeln. Haferflocken sorgen ebenso für einen stabilen Blutzuckerspiegel, genauso wie Orangen und Äpfel durch das enthaltene Pektin oder auch Bohnen und Linsen. Der Vorteil hier: Sie sättigen und enthalten praktisch kein Fett. In der Kombination mit magerem Fleisch als Eiweißquelle oder auch vegetarisch gibt es viele verschiedene Nahrungsmittel, um den Blutzuckerspiegel möglichst lange stabil zu halten und das schnelle Hungergefühl bleibt aus.

Vermeiden sollte man deshalb „Turbo-Zucker" wie Süßigkeiten, Weißmehlprodukte oder Schokolade. Sie schießen den Blutzuckerspiegel in die Höhe, sind ruckzuck vom Körper verwertet und haben darum keinen anhaltenden Sättigungseffekt. Der Körper kann gar nicht anders, als in Rekordzeit zu signalisieren: Hunger, Hilfe, ich brauche Nachschub.

Deshalb: Wer auf die Art seines Essens achtet, kann das Hungergefühl deutlich senken. Das gilt übrigens auch für die Menge des Essens, denn unser Magen ist etwas faul. Tatsächlich sendet er erst gut zehn Minuten, nachdem er satt ist, ans Gehirn: „Stopp mal das Futtern, ich brauche nichts mehr." Es nützt darum viel, beim Essen bewusst eine Pause zu machen und sich nicht gleich Nachschub zu holen. Überraschung: Plötzlich hat man gar keinen Hunger mehr.

Das Fazit: Wer durch die richtige Ernährung seinen Blutzuckerspiegel stabil hält und mit Bewegung seine Muskulatur aufbaut, der kann auch getrost auf der Couch liegen. Der Energieumsatz und die Fettverbrennung laufen dann praktisch von selbst – besser geht´s nicht.

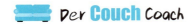 Der Couch Coach

Mit dem richtigen Saft zur vollen Kraft

Selbstgemachte Obst- und Gemüsesäfte sind nicht nur lecker. Sie bringen auch den Körper so richtig in Schwung. Die unterschiedlichen Inhaltsstoffe sorgen für Energie, Wohlbefinden, gesunde Haut und Haare und stärken das Immunsystem. Der Stoffwechsel wird angekurbelt, Schlackenstoffe werden abgebaut und das Körpergewicht kann sich reduzieren. Noch dazu machen die bunten Säfte auch noch auf einfache Art satt. Wir haben unsere sechs Lieblings-Säfte gemixt und die Rezepte für dich zusammengestellt.

Wichtig wäre, dass du reife Früchte für die Säfte verwendest, damit sich der volle Geschmack entfaltet. Um mehr Abwechslung in die Getränke-Welt zu bekommen, trinken wir sowohl Smoothies als auch Säfte. Der Unterschied: Smoothies werden im Standmixer gemacht. Sie behalten dadurch auch ihre Ballast- und Faserstoffe, da das Obst und Gemüse ja nicht im klassischen Sinne „entsaftet", sondern sehr fein zerkleinert wird. Im Entsafter hingegen werden die festen Bestandteile im Obst und Gemüse von der Flüssigkeit getrennt. Als Ergebnis erhältst du einen reinen Saft.

Beim Entsaften kannst du die Zutaten in die Maschine drücken, wie du willst. Beim Standmixer hingegen solltest du die Reihenfolge der Zutaten beachten: Die Stücke der geschnittenen Früchte kommen zuerst in den Mixer-Behälter, damit das Messer sie besser zu fassen kriegt. Darüber kommen die weicheren Bestandteile wie zum Beispiel Spinat. Anschließend kannst du gut ein Glas Wasser (0,3 Liter) in den Mixer-Behälter füllen und los geht´s. Bevor du auf den Startknopf drückst, solltest du aber immer darauf achten, dass der Deckel fest auf dem Mix-Behälter sitzt. Falls nicht, hast du ein buntes Muster aus Obst und Gemüse an den Küchenwänden. Spart aber zumindest das Geld für eine Motivtapete.

Und ganz wichtig: Nie in den Standmixer oder in den Entsafter greifen, solange noch der Stecker in der Steckdose steckt. Sollte das Schneidwerk oder das Sieb mal aus irgendeinem Grund anfangen zu laufen, war es das mit der Karriere als Konzertpianist. Willst du beim Standmixer den Inhalt des Behälters nach einem Mixdurchgang weiter nach unten drücken, kannst du das gut mit einem langen Löffel tun.

Wer keinen Standmixer und keinen Entsafter hat, findet hier ein paar Tipps. Ein guter Entsafter hat einen leistungsfähigen Motor mit einer hohen Wattzahl. Es gibt bereits für unter 50 Euro Geräte mit 1200 Watt. Bei neueren Geräten dreht sich die Zentrifuge langsamer. Sie sind dadurch aber nicht schlechter, sondern das Obst und Gemüse wird schonender behandelt. Außerdem sollte der Entsafter einen rutschfesten Stand durch eine Gummisohle oder Saugnäpfe unter dem Gerät haben.

Standmixer mit Smoothie-Funktion und Glas- oder Kunststoff-Behältern bekommt man ab rund 60 Euro. Wird das Gerät öfter benutzt, kann man durchaus über eine größere

Investition nachdenken. Ab 200 Euro sind zum Beispiel die Schneidwerke oft leistungsfähiger. Ebenso wie beim Entsafter ist beim Standmixer die Motorenleistung in Watt und die Zahl der Umdrehungen pro Minute wichtig. Je höher, desto besser. Geräte für den Hausgebrauch haben meist zwischen 200 und 800 Watt. Auch beim Standmixer ist der rutschsichere Stand wichtig. Die Mixerbehälter sollten zwischen 1,5 und 2 Liter Fassungsvermögen haben, damit auch alles für den Smoothie bequem reinpasst.

Fröhliches Mixen!

Fruchtiges Früchtchen

Wahre Vitaminbombe – alles drin, alles dran!

Zutaten für zwei Personen (oder zwei Tage)

- 1 Banane
- 1 Orange
- 1 Grapefruit
- 1 Kiwi
- 1 Apfel
- ½ Zitrone
- 1 Handvoll Himbeeren
- Ingwerwurzel

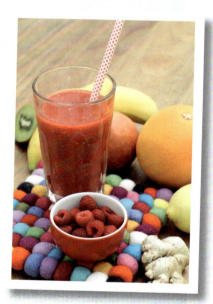

Zubereitung

Banane, Orange, Grapefruit und Kiwi schälen und in Stücke schneiden. Den Apfel vierteln und bei Bedarf die Kerne entfernen. Die halbe Zitrone auspressen. Drei schmale Scheiben von der Ingwerwurzel schneiden. Entsafter starten und alles zusammen nacheinander mit den Himbeeren in den Einfüllschacht geben. Die Zentrifuge macht den Rest. Wichtig: Kontrollieren, ob der Auffangbehälter für den Saft richtig sitzt. Sonst läuft´s daneben.

Wer Gewicht reduzieren will, braucht Gewichte – und das richtige Essen

Beerenstarker Beeren-Mix

Beerig-bunter Waldausflug

Zutaten für zwei Personen (oder zwei Tage)

- 300 g Himbeeren (frisch oder gefroren)
- 300 g Blaubeeren (frisch oder gefroren)
- 4 EL Agavendicksaft
- 250 g Magerquark
- 4 EL Haferflocken

Zubereitung

Alles in den Mixer, Deckel drauf und Wasser wie üblich zum Verdünnen nicht vergessen. Dann auf den Startknopf drücken und wegen der Haferflocken in Deckung gehen. (Scherz!)

Spinat-Smoothie mit Vitamin-Kick

Grüner wird's nicht

Zutaten für zwei Personen (oder zwei Tage)

- 200 g Blattspinat
- 2 Bananen
- 2 Kiwi
- 1 Salatgurke
- Zitrone

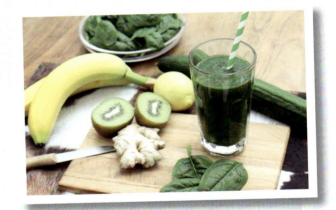

Zubereitung

Den Blattspinat (frisch aus dem Supermarkt im Beutel) ordentlich waschen und den Sand entfernen. Tiefgefrorener Blattspinat geht auch – der ist dann schon gewaschen. Die Kiwis schälen und vierteln. Die Bananen – schälen nicht vergessen! – ebenfalls in Stücke schneiden. Die Salatgurke ungeschält der Länge nach mit dem Messer teilen und in Stücke schneiden. Alles nacheinander in den Mixer geben, Wasser und Deckel nicht vergessen und auf den Startknopf drücken. Hat das Gerät ein Smoothie-Programm – umso besser! Am Ende mit einem großen Spritzer Zitrone verfeinern und umrühren.

Wer Gewicht reduzieren will, braucht Gewichte – und das richtige Essen

Volle Möhre!

Carotin-Knaller mit Obstbesuch

Zutaten für zwei Personen (oder für zwei Tage)

- 400 g Möhren
- 2 große Äpfel
- 2 Feigen
- 1 Orange

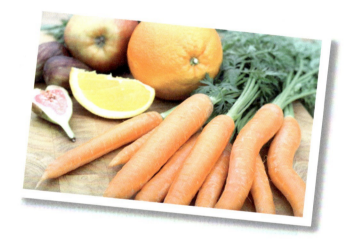

Zubereitung

Die Möhren schälen und in Stücke schneiden. Die Äpfel vierteln und, falls gewünscht, die Kerne entfernen. Die Orange schälen und vierteln. Bei frischen Feigen: halbieren und das Fruchtfleisch entnehmen. Bei getrockneten Feigen zwei Früchte nehmen. Alles zusammen in den Mixer geben und etwas Wasser dazugeben – fertig! (Mixen nicht vergessen).

Der Couch Coach

Einmal entgiften, bitte: der Detoxer

Gesunder Gemüsemix mit Schub fürs Immunsystem

Zutaten für zwei Personen (oder zwei Tage)

- 3 große, saure Äpfel
- 1 Salatgurke
- 1 Stange Staudensellerie (groß)
- ½ Zitrone
- 1 Handvoll Petersilie
- 3 dünne Scheiben Ingwerwurzel

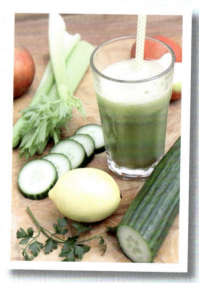

Zubereitung

Die Äpfel, die Staudensellerie und die Gurke in Stücke schneiden. Zusammen mit der Petersilie und dem Ingwer alles nacheinander in den Entsafter geben. Die halbe Zitrone auspressen und nach dem Entsaften in den Auffangbehälter gießen. Umrühren – lecker!

Wer Gewicht reduzieren will, braucht Gewichte – und das richtige Essen

Quark-Traum mit Traube

Leckerer Sattmacher für zwischendurch

Zutaten für zwei Personen (oder für zwei Tage)

- 300 g Himbeeren
- 300 ml heller Traubensaft
- 150 g Magerquark
- 2 TL Honig oder Agavendicksaft
- 2 EL Leinsamen

Zubereitung

Die Himbeeren (frisch oder gefroren) zusammen mit dem Traubensaft und dem Magerquark in den Mixer geben. Honig oder Agavendicksaft dazugeben und Leinsamen darüberstreuen. Deckel drauf, Startknopf drücken – und ab geht der Quark-Express.

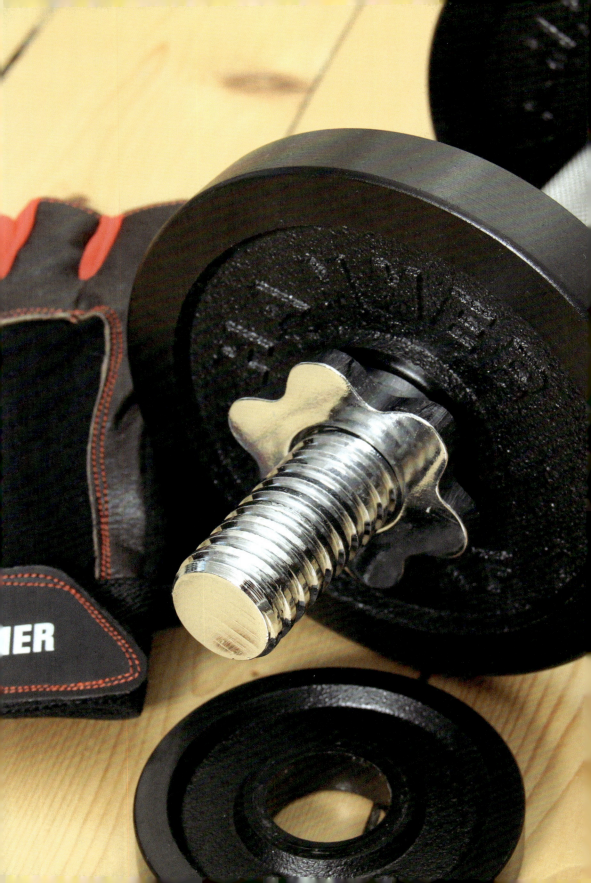

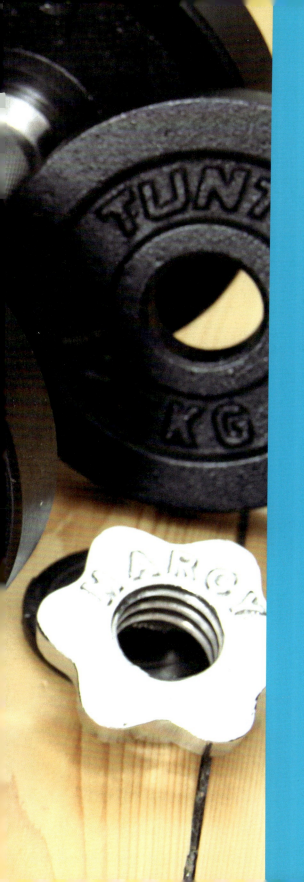

TIPPS FÜR DIE TRAININGSAUSSTATTUNG

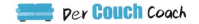 Der Couch Coach

TIPPS FÜR DIE TRAININGSAUSSTATTUNG

Anbieter von Sportartikeln gibt es viele verschiedene mit Unterschieden im Angebot und im Preis. Wir haben einige davon in diesem Kapitel zusammengestellt, um eine Hilfe bei der Auswahl der Trainingsausstattung zu geben. Die Bandbreite reicht von der Hantel bis zum Stepper – falls jemand sein persönliches Training zu Hause ausbauen möchte.

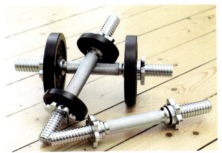

Der Sportartikelhersteller *Hammer* bietet Kurzhantelstangen in solider Verarbeitung an. Das Paar kostet 24,95 Euro. Dazu gibt es passende Hantelscheiben in sinnvollen Gewichtsstärken von 0,5 kg bis 7,5 kg.
Das Paar kostet von 3,95 Euro bis 29,95 Euro.

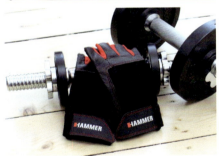

Gibt beim Training ein gutes Gefühl und ist auch bei Schweißbildung rutschsicher: Der Trainingshandschuh von *Hammer*. Die Leder/Stoffkombination gibt es in den Größen S, M und L. Der Preis pro Paar beträgt 24,95 Euro.

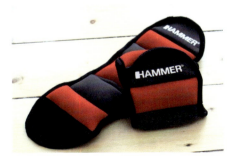

Um die Intensität bei Beinübungen zu erhöhen, sind Fußmanschetten sinnvoll. Die Firma *Hammer* bietet zwei Varianten mit Klettverschlüssen an: 0,5 kg und 0,75 kg. Das Paar kostet 14,95 Euro.

Tipps für die Trainingsausstattung

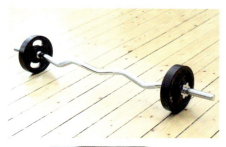

Für das intensivere Training im Schulter- und Brustbereich eignen sich längere Hantelstangen. Dafür gibt es im Hause *Hammer* zwei Variationen: die Curlstange (Foto) oder die klassische, gerade Langhantelstange. Während die 1,20 m lange Curlstange 34,95 Euro kostet und mit passenden Gewichten ergänzt wird, gibt es für die Lang-Version mit 1,60 m ein gutes Angebot. Zusammen mit einem Paar Kurzhanteln und Gewichtsscheiben von 0,5-10 kg kostet die Langhantel 149,95 Euro. Wer auf die 20-Kilo-Scheibe aufstocken möchte, bezahlt für das Scheiben-Paar 89,95 Euro.

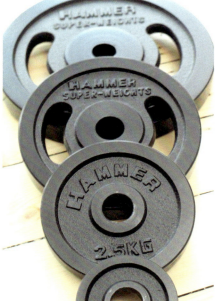

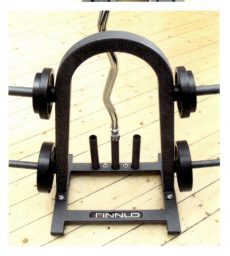

Wer eine stabile Ablage für die Hantelscheiben zu seinen Hantelstangen sucht, der ist mit dem Scheiben-Ständer von *Finnlo* gut bedient. Die Seitenarme sind aus massivem Metall. Jeder Arm hält bis zu 40 kg Gewicht. Der Preis der *Hammer*-Eigenmarke: 99,95 Euro.

Der Couch Coach

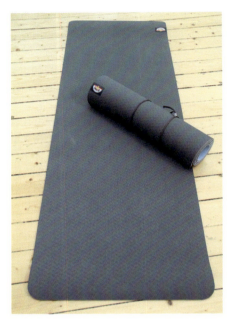

Für Übungen im Liegen beim Krafttraining oder auch beim Dehnen eignet sich die Yogamatte von *Finnlo* bestens. Sie ist bei *Hammer* erhältlich und kostet 39,95 Euro.

Info Hammer Sport

Die *Hammer Sport AG* produziert und verkauft seit mehr als 100 Jahren Sportartikel. Sie hat über 600 Produkte im Programm und beliefert Kunden in mehr als 50 Ländern. Zur Firmenphilosophie gehören der hohe Qualitätsanspruch bei den Produkten und die gute Einsetzbarkeit. Neben der klassischen Ausstattung für das Krafttraining produziert die Firma auch Crosstrainer, Kraftstationen oder Laufbänder.

www.hammer.de

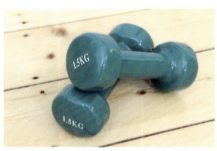

Für das persönliche Krafttraining stellt die Firma *Erhard Sport* verschiedene Kurzhanteln her. Eine Variante ist mit Kunststoff überzogen. Die Gewichtsklasse reicht von 0,5-5 kg. Der Preis pro Hantel startet bei 2,75 Euro.

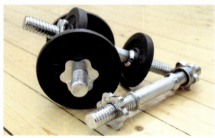
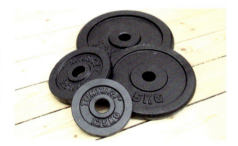

Auch die Kurzhantel-Variante mit Metallstange und Hantelscheiben ist bei *Erhard Sport* im Programm. Das Paar Hantelstangen kostet 41 Euro und kann mit verschiedenen Hantelscheiben ergänzt werden. Die Hantelscheiben in verschiedenen Gewichtsklassen beginnen preislich bei 1,85 Euro für 0,5 kg.

Tipps für die Trainingsausstattung

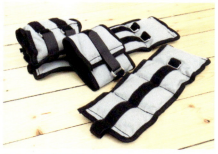

Für das Beintraining sind Fußmanschetten empfehlenswert. Bei *Erhard Sport* gibt es zwei Varianten mit 1,2 kg und 2,25 kg Gewicht. Das Paar kostet 21,10 Euro oder 25 Euro.

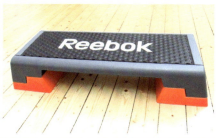

Um das Beintraining und das Konditionstraining zu intensivieren, kann gut ein Stepper eingesetzt werden. Bei *Erhard Sport* gib es eine stabile und höhenverstellbare Variante von *Reebok* für 127 Euro.

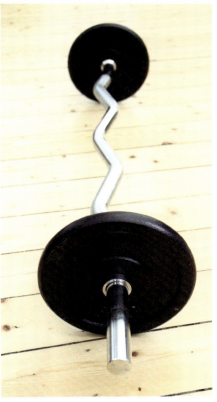

Für das Training besonders im Brust,- Schulter- und Bizepsbereich eignen sich Curlhantelstangen. Die 1,20 m lange Version gibt es bei *Erhard Sport* für 41 Euro. Die Hantelstange kann mit passenden Hantelscheiben ergänzt werden.

Info Erhard Sport
Die Firma *Erhard Sport* produziert und verkauft seit 1912 Sportartikel. Zum Programm gehören die klassische Sprossenwand und Fitnessausstattung ebenso wie Turngeräte oder die Ausrüstung für Teamsportarten. Die Firma legt besonders großen Wert auf guten Kundenservice und steht für Dienstleistungen wie die Reparatur oder Wartung von Sportartikeln aus ihrem Haus.

www.erhardsport.de

Der Couch Coach

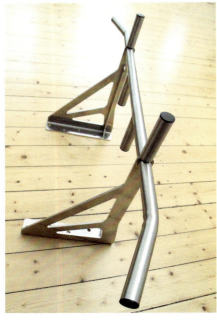

Wer die Ausstattung seines Trainings zu Hause sinnvoll ausbauen will, der ist mit einem Klimmzugbügel von *Hold Strong* gut bedient. Die deutsche Firma stellt Edelstahl-Bügel her, die an der Wand oder an der Decke befestigt werden können. Die zehnjährige Garantie spricht für die stabile Qualität der Klimmzugbügel. Die Klimmzugstange kostet 199 Euro.

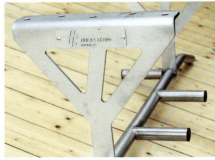

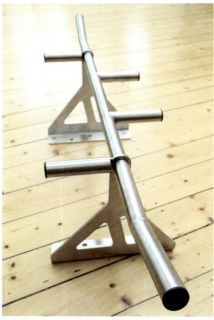

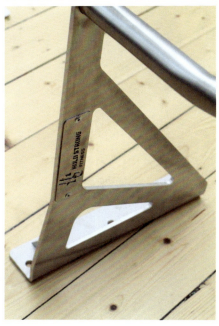

Tipps für die Trainingsausstattung

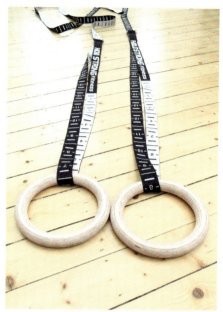

Als gute Ergänzung zum Training an den Klimmzugbügeln gibt es die Turnringe. Sie lassen sich problemlos am Bügel einsetzen und stehen für das unkomplizierte Training mit dem eigenen Körpergewicht. Die Ringe sind aus Buchenholz und kosten inklusive Bändern 119 Euro.

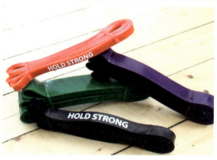

Das Training mit elastischen Bändern gehört zu den beliebtesten Trainingsarten beim Heimtraining. Für verschiedene Einsatzmöglichkeiten und mit unterschiedlichen Widerständen gibt es ein Bandset aus allergiefreiem Latex bei Hold Strong für 59,95 Euro.

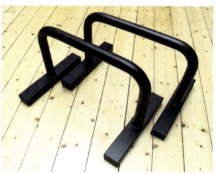

In den massiven Metallbügeln von *Hold Strong Fitness* steckt mehr als ein praktisches Trainingsgerät mit Minimalaufwand. Die gut 50 cm langen und 30 cm hohen Bügel können für intensive Liegestütze ebenso genutzt werden wie für Push-ups aus der Horizontalen oder um die Beine in L-Form anzuheben und zu halten. Das Körpergewicht wird als Fitnessstudio genutzt und die Schwerkraft ist das Gegengewicht. Das Bügelpaar kostet 79 Euro.

Der Couch Coach

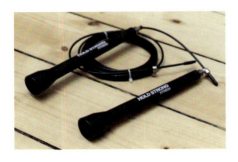

Sehr sympathisch: Bei *Hold Strong* ist das Springseil namentlich noch nicht zum „Skipping Rope" geworden. Das Seil ist extrem dünn und trotzdem sehr stabil in der Drehung. Das Geheimnis der Konstruktion: ein Stahlseil ist mit Kunststoff umhüllt, das an den Griffen in Kugellagern liegt. Die Seildrehung läuft fast automatisch und der klassische „Hilfe – ich habe meine Beine selbst gefesselt"-Moment beim Seilspringen bleibt aus. Durch die Konstruktion ist das Springseil für jede Körpergröße einstellbar. Der Preis: 16,90 Euro.

Info Hold Strong
Hold Strong Fitness ist ein junges Unternehmen, das vor allem im Bereich von Home Fitness aktiv ist. Der Schwerpunkt der Produkte liegt beim Training mit dem eigenen Körpergewicht.

www.holdstrong.de

Mit dem TRX Pro System präsentiert die Firma *Transatlantic Fitness* einen Heimtrainer für mehr als 300 verschiedene Übungen. Mit dem eigenen Körpergewicht und durch den Einsatz von Griffseilen ergibt sich eine große Vielfalt von Trainingsmöglichkeiten. Das TRX Pro System kostet 269,95 Euro.

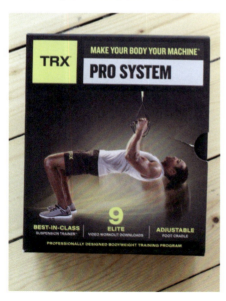
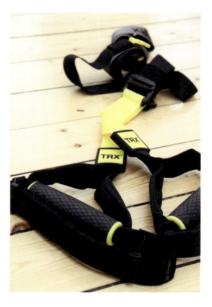

Tipps für die Trainingsausstattung

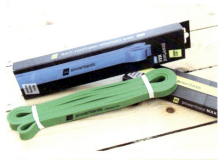

Mit elastischen Bändern ist eine Vielzahl von Übungen möglich. Die Bänder können ebenso für einen größeren Widerstand bei Liegestützen eingesetzt werden wie für das herkömmliche Krafttraining. Die Bänder kosten in verschiedenen Stärken einzeln ab 15,95 Euro.

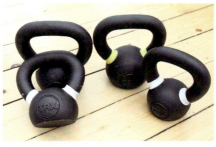

Statt der klassischen Hantel kann beim Krafttraining auch zur sogenannten *Kettlebell* gegriffen werden. Die Gewichte lassen sich besonders beim Heben durch ihre spezielle Griffposition gut einsetzen. Bei *Transatlantic Fitness* gibt es die Kettlebells aus massivem Metall in verschiedenen Gewichtsklassen ab einem Einzelpreis von 24,95 Euro.

Info Transatlantic Fitness
Die Firma *Transatlantik Fitness* ist besonders im sogenannten *Functional Training* unterwegs und auf Sportgeräte für das Training mit eigenem Körpereinsatz spezialisiert.

www.transatlantic-fitness.com

DANKSAGUNG

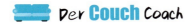

DANKSAGUNG

Wir danken dem Meyer & Meyer Verlag für die gute und kreative Zusammenarbeit auf dem Weg bis zum fertigen „Couch Coach". Ganz besonders möchten wir Manuel Morschel und Riccardo Rip für das Lektorat danken sowie dem Grafik-Team für die gelungene Gestaltung des Buches und Martina Flessenkemper für die positive Energie im Vertrieb.

Danken möchten wir auch unseren Sponsoren bei der Trainingsausstattung für den „Couch Coach": der Hammer Sport AG und Erhard Sport, ohne die das Shooting so nicht möglich gewesen wäre. Die Firmen Hold Strong Fitness und Transatlantic Fitness haben mit ihren Produkten die „Couch Coach"-Trainingsmöglichkeiten noch erweitert – danke dafür.

Mit ihrem kulinarischen Beitrag hat Stefanie Ann Will die vegane Ecke unserer Ernährungstipps lecker ausgefüllt. Vielen Dank für die Mühe, die Freundschaft und die ungewöhnlichen Rezepte.

Stefanie Ann Will ist freie Journalistin und Chefredakteurin für die Deutschland-Ausgabe des renommierten Magazins „Food and Travel". Die 37-Jährige hat sich auf gesunde Ernährung sowie ganzheitliche Lebenskonzepte spezialisiert. Dafür hat sie sich an der Schweizer Akademie der Naturheilkunde zur Fachberaterin für ganzheitliche Ernährung und Gesundheit ausbilden lassen. Ihre Philosophie für ein gesundes und aktives Leben ist eine Mischung aus vollwertigem Essen und regelmäßiger Bewegung sowie Entspannung. Sie entwickelt individuelle Trainings- und Ernährungspläne sowie Rezepte, die leicht in den Alltag zu integrieren sind, schmecken und Spaß machen.

www.stefanie-will.com

Und: Großartig war der Einsatz unserer beiden geduldigen Models Sara und Roland.

Stundenlang die Pizza vor der Nase haben, aber nicht reinbeißen dürfen – das ist schon hart. Ebenso wie die ständigen Wiederholungen mit Hanteln, Fußmanschetten und Gewichten. Zirkeltraining ist nichts dagegen und wir entschuldigen uns für den Muskelkater.

Auch unser Model Tim hat sich tapfer geschlagen, während er die 6-Kilo-Hantel und die Pizza souverän lächelnd fünf Minuten lang statisch auf Kamera-Höhe gehalten hat.

Danksagung

Und wir bedanken uns natürlich bei all denen, die dieses Buch gekauft haben. Wir freuen uns, dass wir euch für die Idee „Sport macht Spaß" begeistern können. Auch, wenn ihr das Buch wahrscheinlich nur wegen der Pizza auf dem Titel gekauft habt – aber das ist ja schließlich eines der wichtigsten Trainingsgeräte beim „Couch Coach".

Helmut Stapel & Nicole Schulze-Aissen

DIE AUTOREN

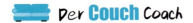

DIE AUTOREN

Helmut Stapel und Nicole Schulze-Aissen arbeiten als freie Journalisten unter anderem für DIE ZEIT, GEO online sowie Magazine und Tageszeitungen und produzieren Radiobeiträge für die ARD. Ihre Schwerpunkte liegen dabei in den Bereichen Reise & Fitness sowie Wissenschaft und Kultur. Helmut Stapel ist erfahrener Triathlet und hat seine Marathon-Premiere in Rom gefeiert. Die Leidenschaft von Nicole Schulze-Aissen ist – neben dem Sport auf der Couch – hochwertiges, frisches und gesundes Essen mit immer neuen Kreationen. Beide lieben die Natur und lange Spaziergänge.

Die Autoren

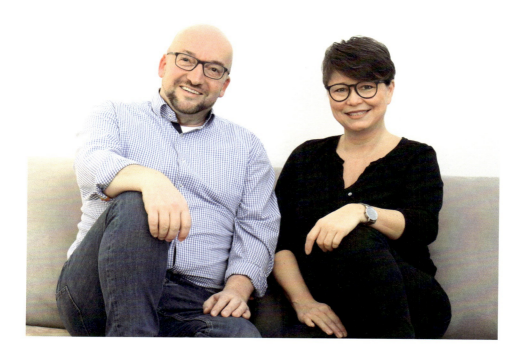

ANHANG

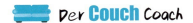 Der Couch Coach

ANHANG

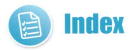 Index

Fitnessübungen

Armdrücken aufwärts einzeln 34
Armdrücken aufwärts parallel 33
Arme heben einzeln 32
Bein anwinkeln 44
Bein-Seitenschwenk einzeln 29
Beine einzeln anwinkeln 28
Beine parallel anwinkeln 27
Bizepstraining im Stehen 40
Curlhantel im Stehen 41
Curlhantel im Stehen ohne Gewichte 42
Einzelner Beinheber 26
Hanteltraining Trizeps 36
Kniebeuge mit Hanteln 37

Liegestütze 43
Paralleler Beinheber 25
Paralleles Hanteltraining Brust 35
Paralleles Hanteltraining Brust
im Stehen 39
Seitenlage Beinheben 47
Seitlicher Armheber 38
Training mit dem Stepper 46
Unterarme anwinkeln einzeln 31
Unterarme anwinkeln parallel 30
Unterschenkel anwinkeln 45

Anhang

Dehnübungen

Alles fallen lassen 65
Arm und Seite strecken 67
Beinheber und Hüftbeuger 69
Brustmuskulatur dehnen 71
Der Beinheber 62
Die Katze 61
Die Kobra 60

Hüftbeuger dehnen 63
Inneren Oberschenkel dehnen 64
Oberschenkelmuskulatur dehnen 70
Rumpfbeuge 66
Rumpfstrecker 68
Wadenmuskulatur dehnen 70

Rezepte

Amerikanisches Frühstück 87
Apfel trifft Joghurt 117
„Armer Ritter" mit Bacon und Käse 85
Bananen-Chia-Porridge 118
Bauernbrot à la Caprese 95
Beerenstarker Beeren-Mix 131
Blitz-Himbeereis 115
Carpaccio Deluxe vom Rind 112
Couch Burger mit allem Drum und Dran 92
Einmal entgiften, bitte: der Detoxer 134
Fisch trifft Gemüse 109
Flammkuchen mit Birne & Gorgonzola 102
Fruchtiges Früchtchen 130
Gebackene Banane mit Vanilleeis 116
Gnocchipfanne mit Hähnchenbrustfilet, Erbsen, Möhren und Parmesan 88

Himbeer-Tonka-Minze-Smoothie 119
Kartoffel-Chicorée-Gratin mit Serrano-Schinken 94
Kartoffel-Zucchini-Cremesuppe 103
Knäckebrot mit Frischkäse, Radieschen & Kresse 108
Körnerbrötchen mit Salami, Käse & Ei 105
Kunterbunter Feldsalat mit Granatapfelkernen 104
Leckere Pasta mit Rind & Tomate 100
Leichte Tomatensuppe 110
Müsli mit Beeren 96
Obstsalat 106
Omelett mit Schinken und Käse 86
Pellkartoffeln mit Frischkäse 99
Pizza Grande mit extra viel Käse 90
Quark mit Nüssen und Banane 97

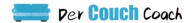 **Der Couch Coach**

Quark-Traum mit Traube............................ 135	Süßkartoffel-Kokos-Gratin......................... 122
Reis mit Gemüse und Erdnusssoße 123	Thai-Nudelsalat.. 121
Rosmarin-Tomaten-Tarte 120	Turbo-Wrap mit Pute und Spinat 114
Rührei mit Tomate & Kräutern................ 107	Volle Möhre! 133
Salat mit Champignons & Speck............. 113	Vollkornspaghetti mit Stremellachs......... 89
Schwarzbrot mit Rührei und Krabben 98	Wok-Gemüse mit Streifen vom Rind 111
Spinat-Smoothie mit Vitamin-Kick......... 132	

Anhang

📷 Bildnachweis

Bilder: © Helmut Stapel und Nicole Schulze-Aissen – www.stoppress.de

Grafiken: AdobeStock

Cover & Layout: Annika Naas

Satz: Guido Maetzing, www.mmedia-agentur.de

Lektorat: Katrin Thiele, Riccardo Rip

Abonnieren Sie unseren kostenlosen Newsletter unter **www.dersportverlag.de**

TRITT EIN IN DIE FANTASTISCHE WELT VON
DUNGEONS & WORKOUTS

Rollenspiel trifft Fitness – Einmalig!

Eine Welt der Abenteuer und Helden. Eine Welt, in der deine eigene Kraft und Fitness den Ausschlag dafür gibt, ob du deine Gegner bezwingen kannst. Deine Reise führt dich durch mittelalterliche Städte, in einen düsteren Wald und aufs offene Meer. Nicht Schwert oder Axt sind die Waffen deiner Wahl, sondern schweißtreibende Workouts. Damit besiegst du nicht nur finstere Gesellen in der Welt von Dungeons & Workouts, sondern wirst auch in der wirklichen Welt fitter. Dieses Buch nimmt das, was ein Gamer an seinen Spielen so liebt und packt es in ein Trainingsbuch: XP, Levelaufstieg, Sidequests und Endgegner.

Rocket Beans-Fitness-Master Gino Singh bringt Rollenspiel und Fitness endlich zusammen. Wer gedacht hat, dass ein mitreißendes Storytelling und Sport nicht zusammengeht, wird hier eines Besseren belehrt. Der Schwierigkeitsgrad richtet sich nach dem Fitnesslevel des Spielers. So kann jeder zum Held von Welt werden!

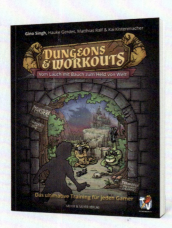
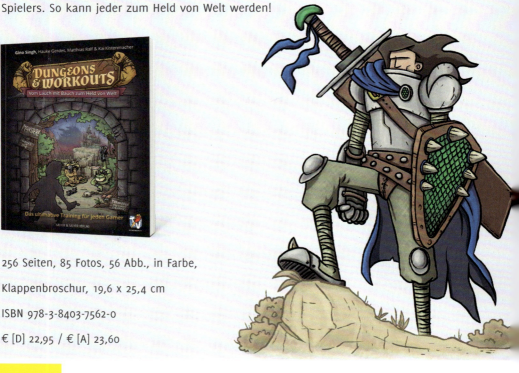

256 Seiten, 85 Fotos, 56 Abb., in Farbe,
Klappenbroschur, 19,6 x 25,4 cm
ISBN 978-3-8403-7562-0
€ [D] 22,95 / € [A] 23,60

MEYER & MEYER VERLAG

MEYER & MEYER Verlag
Von-Coels-Str. 390
52080 Aachen

Telefon 02 41 - 9 58 10 - 13
Fax   02 41 - 9 58 10 - 10
E-Mail   vertrieb@m-m-sports.com
Website www.dersportverlag.de

Unsere Bücher erhalten Sie online oder bei Ihrem Buchhändler.